健康"向内求"

——任之堂人生感悟二十讲

余浩 ⊙ 著

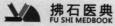
辽宁科学技术出版社
LIAONING SCIENCE AND TECHNOLOGY PUBLISHING HOUSE

拂石医典
FU SHI MEDBOOK

图书在版编目（ＣＩＰ）数据

健康"向内求"：任之堂人生感悟二十讲 / 余浩著. — 沈阳：辽宁科学技术出版社, 2023.9
ISBN 978-7-5591-3146-1

Ⅰ. ①健⋯　Ⅱ. ①余⋯　Ⅲ. ①中医学－普及读物　Ⅳ. ①R2-49

中国国家版本馆CIP数据核字（2023）第163516号

出版发行：辽宁科学技术出版社
　　　　　北京拂石医典图书有限公司
地　　址：北京海淀区车公庄西路华通大厦 B 座 15 层
联系电话：010-57262361/024-23284376
E-mail：fushimedbook@163.com
印 刷 者：河北环京美印刷有限公司
经 销 者：各地新华书店

幅面尺寸：170mm×240mm
字　　数：210千字　　　　　　　　印　　张：13.75
出版时间：2023 年 9 月第 1 版　　　印刷时间：2023 年 9 月第 1 次印刷

责任编辑：陈　颖　孙洪娇　　　　　责任校对：梁晓洁
封面设计：黄墨言　　　　　　　　　封面制作：黄墨言
版式设计：天地鹏博　　　　　　　　责任印制：丁　艾

如有质量问题，请速与印务部联系　　联系电话：010-57262361

定　　价：75.00 元

 前言

当我们生病以后，首先想到的是吃药或者找医生看诊，虽然很多症状都能通过这种方式缓解，甚至有些疾病被暂时治愈了，但如果你用心去体会，会发现很多病根本没有好，只是暂时缓解，或者暂时被掩盖起来了，没过多久同样症状会再次出现，当时好时坏反复出现时，身体的问题就会越来越复杂，总有一天你会承受不住。

纵观人们对疾病的处理过程，我们是否想过要"向内求"，寻求疾病的本源呢？

自古中医就认为"上工调神"，为什么要去调"神"？因为很多疾病之所以会发生，是因为"神"出了问题！

人身这一团气血，须臾都离不开内在的"神"，而当"神"不能当家作主的时候，不能做好君主之位的时候，天下大乱是自然而然的事情了，所以这时应该将"向内求"作为治疗疾病和养生的主要方向，方向对了，彻底解决问题的机会就有了！

任之堂每年接诊许多疑难杂症病人，他们在"向外求"的过程中已经疲于奔命了，都没有达成所愿，当来到任之堂的时候，作为医生的我，时时提醒他们要"向内求"。为了系统地给他们阐释"向内求"的意义，便有了这个分享课程的结集，初心不改，方得始终！

愿天下无疾，众生皆得喜乐！

C 目录

第一讲　人生的感悟

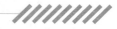

解决心理问题的秘诀是"向内求"

我想从今天开始与大家分享一些我对人生的感悟。为什么有这个想法呢？因为我注意到现在有很多病人从外地来看病，他们不仅面临身体上的问题，还有心理上的困扰。不仅是病人有问题，我们的治疗团队在心理上也存在一些小的问题。因此，我决定将团队聚集起来，从今天开始，我们的临床医生将每周进行两次心理知识的普及，希望不仅能让来看病的病人身体恢复健康，还能学会健康的生活理念和方式，并将这份健康的理念传递给家人。如果只是将药物带回家，而不带回健康的生活方式，可能过一段时间后疾病还会再次发作。因此，将健康的理念和生活方式带回家，比带药更为重要。

关键是，很多人没有意识到这个问题的重要性。许多病人在思想上没有改变，在看病时感到紧张。还有一些病人对我们抱有怨气，认为他们从很远的地方来到这里，而我们只花了三五分钟就将他们打发走了，几乎没有多说几句话。尽管他们跟我当面不会表达这种想法，但在我同事面前经常提起。实际上，我一直牵挂着大家，一直想与大家多聊点什么，但时间和精力有限。因此，今后我将把我对健康和生活的理解分享给大家。虽然你们中的许多人年龄比我大，拥有丰富的人生经历，但我希望先与大家分享我的经验，抛砖引玉。只有在这样的互动中，我们才能形成一个和谐、健康、积极向上的正能量场，使每个人都能尽快康复。只有当我们和谐共处、高频共振，我们才能保持健康。你们会从中受益，我也会从中受益。

我想与大家分享的主题是"向内求"。在我们人生中遇到的烦恼、疾病和困惑时，都需要通过"向内求"来解决。如果我们能够真正理解这三个字，并认真地去实践这三个字，基本上就没有问题了。佛陀曾经说过，"世间解无上士"，能够解决一切世间事务的核心就是"向内求"。

"向内求"不仅仅是口头上说说而已，我们应该思考如何真正去实践它。接下来，我将讲讲如何"向内求"。

我们不能控制外在，只能控制内在

在诊疗过程中，我们经常遇到一些病人，他们的情绪容易波动，总爱发脾气。当我们将这一情况指出并建议他们改改脾气时，有些病人会反驳说是因为其他人让他们生气。然而，这种将自己的健康和疾病的改善依赖于他人身上的行为，就像是在"向外求"帮助，这并不是真正的"向内求"，因为解决问题的根本责任还是在于自己。

如果一个妻子将丈夫视为自己疾病的诱因，那么即使她通过治疗暂时缓解了症状，当与丈夫的关系再次紧张时，她还是会旧病复发。疾病并不是别人强加给自己的，而是自己内心不和谐的表现。只有通过转换自己的思维，转变自己的心态，才能从根本上改善健康状况。

因此，我们应该注重调整自己的能量场，转换自己的念想。即使身处逆境，一个积极的思维状态也能够帮助我们化解困境。人生中很多时候，只要我们稍微转变一下思维方式，就会发现豁然开朗。

讲空话是没有用的，现在我想和大家分享《增广贤文》中的一句名言："良言一句三冬暖，恶语伤人六月寒。"假如我是病人，因为家人的一些话而生气，甚至因此而病情加重。这时，我就会想到这句话，它能够表达出我内心的感受。也就是说，这些伤人的话真的让人感到很寒心。我们总是希望能够听到一些积极的、向上的、好听的话，而不是让人感到不舒服的言论。

现在我们来进行一个小游戏。任意挑选一个人，让刘经理对他说一句不好听的话："你好烦人啦！"然后问这个人："你觉得爽不爽？"他肯定会回答说："不爽。"然后请这个人转过身去背对着刘经理，把脸和耳朵捂起来，要捂紧。刘经理再把刚才的话重复一遍，大声说："你好烦人啦！"再问这个人："刚才刘经理说的啥呀？"这个人说："我啥也没听见。"因为他没听见刘经理对他的评论，所以他也不会感觉到不舒服。

通过这个游戏我们可以看到，如果我们没有听到那些伤人的话，就不会感到那么不舒服。所以我们要注意自己的言论，避免说出让人感到不舒服的话。

以前，我的邻居——一个老太太每天都在骂人，而且骂得很难听，但我们都觉得无所谓，因为没骂到我们头上。但是有一次，我听到她说我们这些人经常去偷她的菜，我非常生气地反驳说我们没有偷她的菜，我们自己就有菜地，种的菜都吃不完，怎么可能去偷她的菜？这个例子说明了当我们的心、意识与外在因素相应之后会产生同频共振，从而受到伤害。同样地，恶语伤人也是因为自己与外界相应了。但如果我们不与她相应，她再说什么也不会影响到我们。

你之所以在意周围的人随口说的话，是因为这些话引起了你的同频共振，你听了后会反复思考，究竟是哪里出了问题？是昨晚煮的饺子没有煮熟，还是早上煮的稀饭过于稀薄？你反复思考，却始终没有找到答案，这让你感到非常疲惫，你无缘无故地给自己增添了许多烦恼。

那么，这些烦恼是从何而来的呢？答案是：这些烦恼是你自己制造的。快乐的人之所以永远快乐，不快乐的人之所以永远不快乐，是因为有些人的内心比较消极，他们看待世界上的一切都是不顺心的事情，比如灯光太亮、图案太黑、地板太滑，他们能够看到的都是些各种负面的事情，然后对这些事情产生消极的反应，进而产生负面的情绪。这会导致他们越来越伤心、越来越郁闷、越来越不舒服、越来越焦虑。

因此，虽然我们不能控制外部环境，但可以控制自己的内心。当我们学会不让内心去迎合这些负面的事情，我们就能活得更加轻松愉快。所以，你的快乐和悲伤都是建立在自己内心的认知上，与外部环境并没有直接关系。我们的健康和快乐与自己内心的状态关系最为密切。如果你能保持积极乐观的心态，不把自己的内心交给外界去支配，那么你的健康和快乐也就有了保障。

不要向外释放负能量

现在，让我们从另一个角度来看待这个问题。当有人对别人恶言恶语时，这是否意味着他就是正确的呢？为了进一步探讨，让我们从刘经理的角度来思考这个问题。对于他来说，他对人恶言恶语是否就正确呢？显然，答案是否定的。他也需要"向内求"。而当他选择"向内求"的时候，他就不会再与外界产生负面的互动。因此，我们得出的结论是，"向内求"不仅可以帮助我们避免负面情绪的产生，同时也能避免我们释放出负面的能量。这种正面的思维和行为方式对我们的健康和快乐至关重要。

下面以一个例子来说明我的观点，我早晨起床去拿杯子刷牙，但没拿稳，杯子掉在地上摔碎了。在《易经》中，这被理解为"象思维"，即一个事件的发生会引发出类似的迹象或征兆。这个掉落的水杯就是一个"象"，预示着今天可能会发生类似的事，也就是摔坏东西或者受轻微外伤。果不其然，当我从厕所出来时，手磕碰到了门把手上，好在不是很疼。接着我到药房上班，抓药的小伙子不慎将药壶掉在地上，虽然药壶没有摔坏，但药品却洒了一地，我们因此忙碌了很久。还没等我们忙完，接二连三又发生了三四次意外。这就提示我们，今天要特别注意，要小心一些。这与《易经》中的"象思维"相符，我们根据早上发生的事情，可以预想到与之相应的事情将会发生。我一直预想今天我还会受外伤，因此在提货时小心翼翼，结果在养心山庄的台阶上又撞了一下。虽然只轻微碰触了一下，没有淤青也没有肿胀，但疼痛却持续了一个星期。这充分证明了《易经》的"象思维"的原理。

现在，让我们反向思考一下。当两个人发生争吵时，这种争吵会生成一种能量波，我们称之为振动频率或"象"。这个"象"能以能量的形式向四周扩散，其影响范围涵盖了所有目睹者。虽然这场争吵可能与你无关，但你作为旁观者仍然会受到这种能量的影响。比如，当两个人吵架时，即使你没有直接参与其中，你也可能会因为他们的争吵而感到不安或者激动。

如果我们将这种情况类比为早上我的杯子掉落事件，我们可以说，当两个人吵架时，他们所释放的能量波就像那个掉落的杯子一样，可能会引发其他人的情绪波动。此外，这些能量波还可以通过各种方式传播，比如互联网，从而影响更多的人。因此，我们不能忽视这些看似微小的行为所产生的影响。

得道之人和修行好的人通常会非常谨慎地选择他们的话语，因为他们知道，每一个词语、每一句话都可能成为一种"符咒"，释放出能量波，会对周围的人产生深远的影响。因此，越是修行高、能量高的人，他们就越会谨慎地选择自己的言辞。

恶语伤人，最终也会伤到自己。

从个人角度来说，我们所说的每一句话和所做的每一个行为都可能会对他人产生深远的影响。因此，地位较高、能力较强且修行到位的人更应该注意自己的行为规范。只有当我们的行为得到规范，我们的修行才能达到更高的境界。每个人都是一个能量振动波，就像投入水中的石头会激起涟漪一样，每个人也会向外辐射能量波。我们的每一个想法、每一个行为都会产生能量波并向外辐射，从而影响我们周围的人。因此，我们不能轻视自己随口说出的一句话。当我们对此有了清醒的认识，我们就会管住自己的嘴。

当我们说出有能量的语言时，它会像皮球一样反弹回来。反弹回来的能量越强烈，我们就越容易受到伤害。这就好比踢足球一样，你踢的力度越大，球反弹回来的力度也就越大，甚至会更快地弹回到你自己身上。同样地，很多时候我们一说出某个念头，它就会像球一样弹回来，对自己造成伤害。

今天下午，我看到一名工人在修理东西。在修理过程中，他不慎割伤了自己的右手食指。我看到后，责怪他太不小心了，没想到这句话刚一出口，我的手指也被割伤了。这个经历使我明白了一个道理，我种下的是什么，收获的也是什么。我还发现，当我对别人展现出友好和善意时，我所得到的反馈也是好的；而当我表现出不友善或恶意时，我所遭受的回应也是不好的。这就像踢足球一样，如果你把球踢向别人，那么别人也会把球踢向你。如果你踢出的球是友善的，那么反弹回来的也是友善的；如果你踢出的球是恶意的，那么反弹回来的也是恶意的。

同样的道理也适用于处理人际关系。当两个人之间出现争吵时，如果一方使用伤害性的言辞，那么另一方也会用同样的方式回击，导致双方都受到伤害。而如果一方选择用关心和爱来回应，那么另一方也会以同样的方式回应，从而避免伤害的发生。因此，我们应该时刻谨记这个道理，在处理各种问题时，首先要从自身出发，以友善和爱的态度去影响别人，从而营造一个和谐美好的环境。

有很多生病的人认为是其他人把自己气病的。这时应该首先思考一下自己生气的原因。如果认为是别人的错导致自己生气，那么需要了解为什么那个人会惹自己生气。自己是否用言语或行为吸引了他人的注意，使得他们做出了反应。人生病的时候，体质会变差，身体脆弱，需要别人的照顾和呵护，更容易受到别人的言语和行为的影响。越是在乎别人的言行举止，越是容易受到伤害。

"向内求"，要做自己内心的主人

要真正做到"向内求"，必须解决一个核心问题，即如何控制自己的起心动念。只有对自己的念头能够作主，才能真正控制自己的内心世界。这需要我们做到时刻散布好的念头，谨言慎行，并且去控制自己的起心动念。为了更好地表达自己的想法，我们应该根据不同的场合选择合适的话语。然而，如果我们的内心和所说的话不一致，就说明我们还没有真正成为君子。只有当我们能够掌控自己的内在情绪和思想时，才能成为君子。只有具备君子的人格，才能真正做到自强不息、厚德载物。如果我们对自己的情绪无法掌控，就会被别人的一句话或一个眼神所击垮，那么我们怎么能够自强不息呢？因此，要成为君子，必须先掌控自己的情绪和思想，同时还需要我们不断地努力和学习。我们不可能因为做了一点点好事就成为了君子，这是不现实的。君子需要具备真正的人格魅力、内在当家作主的能力和自强不息的精神。希望大家都能成为君子，为我们的家庭和社会做出更大的贡献。

我们常常会寻求外部的认可和支持，希望通过别人的赞赏、关心和好听的话来证明自己的价值。然而，这些虚幻的支撑并不能真正提升我们的内心力量和解决问题的能力。我们应该向内寻找，依靠自身的力量来凝聚内心，提升力量。这样，我们才能更好地解决困难和挑战。

举个例子，如果一个人身上有血瘀，给他开三七和红花泡水喝，虽然这两种药物都有一定的活血化瘀作用，但是并不能真正将瘀血化开。这是因为瘀血是由内部脏腑功能失调引起的，应该通过恢复脏腑功能来化解瘀血。同样地，当一个人感到手脚麻木时，跑步可以促进血液循环，从而缓解麻木感。这是因为运动可以刺激心脏加快跳动，而心脏跳动加快会促使血液循环加快，从而改善手脚的供血情况，缓解麻木症状。因此，无论是化解瘀血还是缓解手脚麻木，都不是单纯依靠外部的药物或治疗方法，而是要恢复脏腑自身的功能。当我们"向内求"时，会发现五脏六腑的功能得到改善后，血瘀自然会化解，湿气和痰液也就被清除了。总之，我们不能一味地向外求，而是要"向内求"，依靠自身的力量来恢复身体的平衡和健康。无论是用药还是针灸等治疗方法，它们的作用都是促进我们自身脏腑功能的恢复，而不是替代脏腑功能。

当你真的明白起心动念很重要，明白自己当家作主很重要的时候，当你开始"向内求"，明白自己的思想、自己的意识、自己的念头的时候，这就意味着你已经迈出了走向成功的第一步，因为自己要做自己身体的主人。比如说你得了胃溃疡，医生说你不能喝酒了。但有一天领导对你说："小张，过来一下，今天晚上陪个领导。"你去不去？你去了，酒一喝，又引发了胃出血。我上次接诊了一个病人，他有慢性胃溃疡，因胃出血住过三次院。最后找我看病，我说他这是小人的做派而不是君子的作风，因为他自己的意识不能为自己当家作主，明知道自己胃不好，还是因为领导的一句话就喝了酒，结果让自己的身体遭罪。如果有一天因为喝酒导致胃出血而离世，那单位领导能给予他什么呢？用生命去交换是不值得的。那位年轻人听从了我的建议，成功戒酒后，他的病情迅速好转。

许多人的疾病源于无法自主决定自己的行动，从而在外界的影响下失去了平衡。眼、耳、鼻、舌、身、意对应于色、声、香、味、触、法，如果人总是被外界所诱惑，导致内心空虚和无力，最终会引发疾病。因此，首先需要将思想与肉体结合，让心神回归到身体内部。身体就像一个家，思想、意识和神回到肉体就是回家，如同回到自己的房子中。当身体放松时，如果有任何部位感到酸胀或不适，就会开始自我修复。

长寿的秘诀是心态平和、宁静

我刚才从两个角度讲述了修行之道。一是"向内求"，不与外界相应；二是不恶语伤人，多说些暖人心的话，让我们周围都产生好的能量，产生好的频率。从修行的角度来考虑，就是我们"向内求"，不与外界相应，让心静下来。当你成为君子之后，叫君子慎独。只要你的神回归了，真的清静下来之后，你就开始对自己的起心动念非常谨慎。你虽然坐在这儿，但当你神回家之后，你是独处的，所以修行越高越孤独，因为你的世界跟外面没有关系了，你是独立的自我，你是独立的国王。这时候你发现你的每一个念头、每一个想法都会对外人造成或多或少的影响，所以要非常谨慎地对待自己的思想、行为，心念一动，震动八方，这句话以后你们会慢慢理解。你产生念头之后，它会波动影响很远。因为这个念头就是我们的能量，你不用开口说话，产生念头之后，和开口说话一样的，都是将能量传播出去。

很多人说活着就是为了追求快乐。我们总想活着要快乐，但一味追求快乐是错误的。因为快乐是一个波峰，波峰过后就是低谷，快乐后面一定有不快乐，这是阴阳的对立，你会在追求快乐之后跌入低谷。你白天快乐，晚上跌入低谷，晚上快乐，白天跌入低谷。如果你的思想、情绪长期这样大起大落，你会受不了的。阴阳是相对的，你看凡是白天很快乐的，他一定是躲在人后哭。那应该追求什么呢？追求思维意识的高频率振动，也就是宁静。

当宁静的时候，思维高频的时候，思想就很深邃，就能看得很远，想问题想得很通透。所以我们追求的不是振幅，而是频率。

？ 课堂讨论

面对困境，如何向内求？

我们组织很多课程来学这个内容，就是想通过这种交流，提升我们任之堂的内在力量，这是对任之堂企业文化的梳理和提升。为病人普及知识，带领大家走上健康之路，也是我们企业文化的一部分，即"向内求"。

我们接诊的病人中有各种各样的癌症病人，如脑瘤、甲状腺癌、肺癌、肝癌、胃癌、结肠癌等，还有肾转移、骨转移等重症病人。我有一天上午看了十几个癌症病人，其中一个病人问我："大夫，我这病治得好吗？"面对这种情况我要怎么解答呢？第一句话，治得好；第二句话，治得好是有前提的，你要按要求治病才能好，你不按要求来就好不了。治病的前提就是要开始"向内求"，刨根问底地把内心的问题找出来，把内心世界找出来，你立马会脱胎换骨。很多人出现焦虑、恐怖心理，不把内心这些东西清理干净，想治好病是不可能的，所以想好必须要"向内求"。同时，还要释放好的能量出去，因为释放好的，收回来的也是好的。

我经常讲踢足球，踢出去又弹回来，在湖边你扔一块石头进去，能量波辐射出去又弹回来。我们在房子里喊一嗓子，它也有回音，这都是一个道理。所以你想获得健康，想获得好东西，你就要付出好东西。你说你都病了，怎么付出呢？说说好听的话，多笑一笑，都是好方法。不要垮着一张脸，像谁欠你很多钱似的。你多笑一笑，你的笑容就是好东西。你一笑，别人陪你一笑，你也获得了笑容回馈，是不是？就这么回事。你吝啬这笑容，别人也垮着一张脸，你永远收获不到笑容。一切都是这么正向反馈的。所以我们想获得什么东西，就需要先付出什么东西。

如何提升内在能量，是一个很大的话题。有一句话是这样说的："知止而后能定，定而后能静，静而后能安，安而后能虑，虑而后能得。"为了得到内在能量的提升，我们应该从最初的"止"开始。通过一步一步的过程，我们才能真正达到"定"，然后是"静"，最后是"安"。在这个过程中，我们的内在能量开始回收，这时我们思考和看问题的角度会发生变化。这样，我们可能会更快地理解和解决问题，别人花费十年时间才搞明白的问题，我们一下就看明白了。

我记得有句话叫"虽然不能改变生命的长度，但可以提升自己思想的纬度"。我无法确定我能够活多少岁，因此我必须通过提升自己思想的纬度来应对这一生命长度的局限性。当我的思想纬度提升后，我看待问题的角度就会完全不同。在地球上，我们的视野局限于一公里以内，然而在太空宇宙飞船中俯瞰地球时，我们的视野将变得更加宽广。只要纬度提升，我们就会发现原本看似重要的事情其实并不值得一提。因此，我希望每个人都能够不断提升自己思想的纬度，从而拥有更加宽广的视野和更加深刻的认识。即使我们只能活100岁，但在提升了思想的纬度后，我们对生命和世界的理解也将完全不同。

在我看来，如果一个人想要在生活中取得成功，首先需要具备一些前提条件。如果没有考虑这些条件，只盲目追求成功的结果，那么这种做法无异于缘木求鱼。在所有必要条件都具备之后，自然会迎来期待的结果。对于病情也是如此。病情的好坏取决于"因"，而不是"果"。也就是说，做好必要的前提条件，比如改善生活习惯、饮食习惯等，自然会促进身体恢复健康。而过于关注病情本身，只会让人忽略真正重要的东西。

结语：看问题要"向内求"，保持内心的宁静，健康自来

今天讲述的是"向内求"，借《增广贤文》中的一句名言，即"良言一句三冬暖，恶语伤人六月寒"，我们从两个角度来思考这句话。

首先，当你的丈夫说话不好听的时候，你应该站在自己的立场上，不要和他争吵或冷战。要理解他的身体和情绪可能不好，所以要以温和及理解的态度面对这个问题。但是，你也应该引导他认识到他的语言影响力，让他明白他的恶语不仅会伤害你，还会伤害到周围的人。这样，他就会更加谨慎地说话了。其次，如果你能与你的丈夫以这种方式沟通，你们的关系就会变得更加和谐。当你们都从这两个角度来看待问题时，你们的关系就会更加稳定和幸福。最后，当我们传递出这种积极、和谐的能量时，整个社会的能量水平也会随之提升。这样，我们就能进入一个更加和谐、更加美好的世界。

此外，无论是个人还是企业，都需要注重"向内求"。当一个企业具有强大的凝聚力且每个人的能量频率都很高时，这个企业就会充满希望。作为任之堂的领导者，如果我的频率很高，一切都会变得更好。但是，如果我的能量频率偏低，其他人就无法跟随，因为没有向心力引领。因此，从企业角度看，领导者需要在思想上提高频率，以带动所有人提升内在能量，当所有人都进步时，整个企业的气氛和质量就会明显得到改善。

最后，我们必须要明白"知止而后有定，定而后能静，静而后能安，安而后能虑，虑而后能得。"在讲完这堂课之后，大家需要深入思考一个问题，那就是我们是如何患病的？通过"向内求"，寻找病因，然后才能逐渐放下心中的包袱，化解不良情绪。在这个过程中，我们需要保持内心的平静，而不是处于兴奋状态。当我们的内心处于宁静状态时，不仅我们的病情会逐渐好转，周围的人们也会受到积极的影响。当有十个人好转时，一百个人会随之好转。如果有三五个病人恢复得很快，其他病人也会很快康复。这是因为能量场会相互影响，一个人的积极情绪会感染到其他人。相反，如果有三个人不停地述说自己的难受，其他病人也可能会跟着产生难受的感觉。因此，我们在帮助自己的同时也是在帮助别人。我在给病人治病的同时也在关注我自己的健康。

第二讲　风过而竹不留声，雁过而潭不留影

////////////

内在与外在互相影响

我前段时间给大家分享过一段"生命影响生命，一匹马陷入泥潭自救"的视频，大概是讲的一匹马陷入了泥潭，无法自己爬出来。牧民很着急，他想了一个办法，挥舞着马鞭，让周围的马全部奔跑起来，形成了万马奔腾的景象，陷入泥潭的马受到了周围奔腾的马匹的唤醒，激发了自己的内在潜能和对生命的渴望，它试着努力腾跃，一举从泥潭中奔腾而出，完美实现了自救。

我们来分析一下这匹马从泥坑里爬出来，靠的什么力量？它为什么刚开始爬不起来，快淹死了，放马的人拽也拽不起来，最后它怎么爬起来的？大家思考一下，讨论一下。

答1：求生的意志。

难道它以前就没有求生的意志吗？

答2：是这样的，有两种力量，一种是外在的力量，一种是内在的力量。内在的力量就是它自己求生的意志，外在的力量是来自群体的鼓励。每一件事情能够成就，都来自两方面的力量，内在的和外在的力量，两者缺一不可。这匹马陷在泥坑里面，凭借它自己的力量怎么也挣扎出不来，它也很想求生，但它爬不出来。当群马奔腾的时候，当所有的同类对自由、生命的追求，可以激起它内在更强大的力量，它便出来了。所以我认为是两方面的力

量，一方面来自于群体，是生命对生命的影响；另一方面来自生命自身，是对自身生命的追求。

说得更接地气一些，假如这匹马就是一个病人，得了癌症，相当于陷到泥坑里。放马的人就像医生一样，使劲用药，怎么也拽不起来。用了很多方法都拽不起来，这时周围其他的马就是亲戚朋友，来自周围的亲戚、朋友的鼓励、支持，给予他精神的支持，他病就好得快。如果没有外在的力量帮助，他内在就产生不了力量，他就爬不起来。中医叫天人相应，外在和内在会相互感召、共振，能量频率共振，会相互影响，这样他的力量才会成长起来，爬起来。

假如我们自己的亲人陷在泥潭中的时候，我们给予更多的积极、向上、阳光的能量，他们才好得快。这个视频很简单，很短，但它带给我们很多思考。如果我们自己病人，爬不起来怎么办？假如我陷入泥潭怎么办？我周围的朋友陷入泥潭怎么办？我们该怎么帮别人，该怎么帮家属，该怎么帮亲戚朋友？疾病不可怕，人生困难不可怕，这时一定要有整体的力量，大家共同努力，才能渡过难关。

风来疏竹，风过而竹不留声。雁渡寒潭，雁过而潭不留影

《菜根谭》里有一句话：风来疏竹，风过而竹不留声。什么意思呢？风吹竹子，竹子沙沙响，可风过之后还响吗？不响了。大雁从湖上飞过去的时候，湖面会形成倒影。大雁从寒潭飞过之后，倒影还存不存在？不存在。这就是大自然的规律，这就是道，事情的规律就是这样的。所以我们在人生中求养生、求健康、求修心的时候，向谁学呢？向道学，向天地学。这就叫无字天书，大自然是没有文字的，因此叫无字天书。我们向外在学，向大自然学，就会学到很多高深的道理。

风来疏竹，风吹过，竹子沙沙响，风一过竹子就不响了，它给我们什么启示呢？我想请两三个人分享一下，看大家怎么理解这句话。

答1：我觉得应该是风过了以后，竹子应该有点声音吧？

刘经理答：我们在处理事务时，心态是关键。我们常常会疑惑：是风动，还是心动？其实，所有的事物都是由我们的心态所决定。真正在动的是我们的心，而不是外界的风。如果我们能够保持心态的平静，不受任何干扰，那么我们将无所畏惧，无拘无束。对于健康问题，我认为生病是身体的一种自然现象，只要我们保持平静的心态，像大雁一样从容地面对，一切都会过去，我们的身体也会逐渐康复。当我们遇到挫折和烦恼时，要学会保持内心的平和。只有这样，我们才能更好地处理事物，更好地与自己相处，与他人相处。在治病时，余老师注重督脉升、任脉降，求的就是平衡，阴阳平衡。

答2：这句话我是这样理解的。今天早上我上班出门有点晚，去赶电梯，但电梯里面已经有很多人了，他们当着我的面就把电梯关了，我非常非常生气。我已经迟到了，赶忙从楼梯一路跑上去。主任看到我说："你今天早上迟到了。"就这件事情客观来说，电梯已经走了，我已经迟到了，这是事实，已经过去了。但是这件事一整天在我心里却挥之不去，我这一天都在想"他们关电梯门时要是等等我，我就不会迟到，我已经很努力地跑，跑得气喘吁吁的，就差一秒钟，主任还要说我，我很难过"。按理说，我们应该像竹子一样，风过疏竹，风过了竹子就应该没有声音了，电梯走了就走了，但是它还是影响了我，影响了我的心情。主任说我迟到了，我确实迟到了，我认了也就算了，这件事情就过去了。但是这件事在我心里并没有过去，我的心会觉得不舒服，这件事情会影响我一天，甚至影响我好几天，以至于我每天走进电梯，都会觉得很不爽。我的感悟就是我们要学会停止自己的内心消耗，事实就是事实，我认了，过去了，结束了，但如果我不认，执着地认为错过电梯就不是我的错，那就永远都出不来。我们要把自己变成竹子，变成寒潭，不要被外在太多的东西影响，因为被影响之后更糟糕，还不如放下，把所有糟糕的事都放下。

君子事来而心始现，事去而心随空

从我的角度来讲，首先竹子和寒潭比喻什么东西？它比喻我们的心，风和大雁对应什么？对应外物，对应事。当任何事发生的时候，它会引起心的波澜和起伏。别人骂你了你会生气，别人表扬你了你会高兴，外界的事情发生的时候，在内心产生波澜和起伏，就像风吹竹子会响一样，雁过寒潭会留影一样。任何事情发生之后，我们的心都会起反应。因为你活在三维世界，你没反应是不正常的。

人的一生每天都经历很多事，如果发生之后你说这是空虚的，是假的，都不对。你活在三维世界，你自然就会有喜、怒、忧、思、悲、恐、惊，你会产生反应，这是正常的。如果你修行修得麻木不仁的话，家里老人已经奄奄一息了，你说那是假的，虚幻的；你儿子掉到水里，你说那是假的，虚幻的；那么你是在修空，玩空，这些都是不对的。

我们活在三维世界，出现任何事情心都会有反应，就像风吹竹子一样，它一定会响，像大雁从湖上飞，它一定会留下影子。只是大家要记住一条，过去就过去了，风一过竹子就不响了。在座很多女士喜欢翻旧账，什么叫翻旧账呢？就是把陈谷子烂芝麻的事情，今天翻一遍，明天翻一遍，天天翻。风都过去了，"竹子"还在哗啦哗啦地响，可实际上竹子是不会响的，天下的道就是这样的，我们违背了道，没有从道中吸取能量，背道而行是不对的。事情发生的时候，该怎么应对怎么应对，事情过去以后，就停止了，风来疏竹，风过而不留声，雁渡寒潭，雁过而不留影。如果你一直放不下过去，一直纠结过去，你永远会愁眉紧锁，永远心里很着急，永远放不下。这样理解这两句话就非常清晰了。

故君子事来而心始现，事去而心随空。当事情来的时候，我们的心会出现意识反应，该怎么处理怎么处理，事情过去的时候，就把心放空。很多病人上午看了病，下午见到我时又问："大夫，我这个病治得好吗？多长时间能治好？"我已经全忘了。我上午看病，全心全意地看，看完之后，中午一下班，就全部腾空了，你叫啥名字啥病我都忘得差不多了。再出诊的时候，我定下来，再一切脉，重新处理，因为一个小时前和一个小时后病情已经变化了，时刻在变化，我们不能用一成不变来对待变化，要以变化应变化。好好理解这句话：故君子事来而心始现，事去而心随空。我们能不能放空，放不空是因为对过去的事一直纠结，放不下，心生怨恨、恼怒，所以人生皆苦。要学会放空，把过去放下以后，腾空之后，你的心处在当下，你就快乐了。

外在的一切都是内心的投射，遇事应"向内求"

世界如同一面立体的镜子。我们让一个人蹲在镜子面前。大家现在可以从镜子里看到一个人，他的头发是花白的。我现在做个实验，我让刘经理把镜子里的人的头发描黑，可是不管刘经理怎么描都描不黑，懂了我意思没有？人是源头，镜子里是"象"，很多时候我们看到外在的东西，头发灰白是自己成的一个"象"。我们总想改变外在，把镜子里面人的头发变黑，可能吗？大家根本摸不到这个人的头发，却想把镜子里他的头发变黑，可能吗？不可能。既然不可能，为什么我们经常干这些事？

这个世界你所看到的，都是内心的一个折射和投射，就是个大的镜子，里面全是"象"，你心里没有就看不到，因为你有才看到。比方说，3岁小孩儿拿个铁钉去捅开关插座，我们大家都知道不能捅，会触电的，可他心里没有捅插座会触电的这个意识，所以他不会有担心和恐惧。因为他没这个意识，所以不会产生这个想法，我们成人知道，所以才会产生这个想法。

外在的一切都是内心的折射和投射，但是很多时候，当出现问题的时候，我们不是从内在开始改，而是拼命想改外面，就像刚才刘经理的行为，拼命想把镜子里面那个人的头发抹黑，却发现越抹越乱，越抹越糟，最后那个人头发还是花白的，还是黑不了。如果我们把自己头发抹黑之后再去照镜子，那镜子里头发自然是黑的。很多时候，我们总想改变外在来适应自己，天下没这种事儿，想改变外在，适应自己是不行的，你只能适应外在，去学会适应这个社会。

我再举个例子，有三个人，一个药师，一个木工，一个地质学家，这三个人爬同一座山，回来之后三个人对山的评价不一样。药师说山上有好多药材，有人参、灵芝，因为他心中有药，他看到的都是药。他能看到人参，因为他认得人参，如果他不认得人参，心中没有人参，他会把人参当野草，他就看不到，所以这个药师回家的时候，发现满山都是药材。而木工回家之后，说这个山上有好多大树，很多木材，可以做很多家具，因为他心中装的就是木材，所以他看外面这个世界折射出来的就是木材。而地质学家既不关心药材，也不关心木头，他关心矿产、石头，他回去说山上有铁矿石、金矿、银矿等。这说明什么？说明我们内心世界装的是什么，就会看到什么。如果我们内心装的是很阴暗的东西，看世界也是阴暗的。

所以有些人抱怨天、抱怨地、抱怨社会的时候，是为什么呢？因为他内心不阳光，他所抱怨的一切都是他内心世界的折射。如果内心是很阳光的，你根本看不到这些东西，你能看到是因为你心中有，当你心中没有的时候，你无法抱怨。小孩子都很天真，他很少抱怨，因为他没有装这东西。

所以君子要"向内求"，前面讲过，我们处理任何事情，要先会放空，有事儿处理事儿，无事儿就平静下去，把过去的事慢慢处理干净。就是因为我们装了太多，过去负面的、不好的，所以我们看这个世界很多是不好的事情。当自己把心态转换一下，会发现这个世界变得完全不一样了。

想改变镜子的成像，要从内心世界开始改

如果一个人内心很静的话，他就会长寿。所有长寿跟吃喝无关，我们专门调查过多位百岁以上的老人，这些老人100多岁，全是心很静的，有好吃的多吃一点，不好吃的少吃一口，性格很随和，心很静，外在的世界不扰其

神，心安神定。所以，长寿和有钱没钱没关系，与社会地位没关系，跟心灵宁静的程度有关系。

人在尘世间，每天会遇到各种事情，接触大量的信息，要达到内心很静并非易事，所以《金刚经》讲"云何降伏其心"？我的心怎么才能降服下来呢？《金刚经》整本书的核心就在这儿。我们每天被太多事搅乱，大脑或头脑宁静不下来，这也使我们没法感受大道，没法体会真常之道，没法让自己身体回归到宁静状态的源头。"向内求"必须要过这些关，怎么过这些关？我们虽然理论上知道风过竹子不响了，雁走了不留影子，怎么落到实处呢？《金刚经》讲"应无所住而生其心"，生其心什么意思？就如《菜根谭》上讲"故君子事来而心始现"，这个心始现就是生其心。事情发生的时候，我们的内心起了波澜，产生波动，当这个事情过去的时候，应该平复下来。云何降伏其心？事情发生的时候，我们该怎么应对就怎么应对，该怎么处理就怎么处理，处理完之后，应无所住，这个住有停留的意思，不要停留在心刚才产生的那个状态，停在那个状态就入了魔道了。比方说你今天上午上班，领导表扬了你，你很高兴，笑了一天，第二天还在笑，这叫所住而生其心，你还停留在最初领导表扬你后心产生的那个状态下。

人生一切都是变化无常的，我们的心在应对外物产生情绪变化的时候，要时刻谨记过去就过去了，雁过而不留影，只有这样的时候，我们才能让内心很快地平复下来。该怒就怒，该哭就哭，该笑就笑，过去就过去了，就像风吹竹子一样。你说很难做到，你放不下，可是事情已经过去了，你放不下还是那回事儿，最终伤害的是你自己。如果你能按这种方式降服你的心，你才能成为君子。

应无所住而生其心，我们不要停留，好的不要停留，坏的也不要停留，高兴的不值得停留，悲伤的也不值得停留。

我坐诊的时候，给病人一针扎下去，病人不疼了，就说我是神医。如果好多病人说我是神医，我有所住，那我就疯了，入了魔道。第二天再来个病人，说我是水货医生，我便不舒服。那我这个医生就被别人说得翻江倒海，拨来拨去，像拨浪鼓一样，我还是我吗？

降服内心，保持宁静，是健康长寿的方法

我们必须把自己的心降服下来，只有降伏其心，我们体内的气机才稳。心一降，我们的气才平稳下来，气稳的时候，清气往上升，浊气往下降，即清升浊降。就跟大自然一样，地气上升为云，天气下为雨，然后才风调雨顺，万物才生长旺盛。我们人体风调雨顺了，气往下走就顺，气往上走就是风，风调雨顺，整个气流畅的时候，我们身体五脏六腑才协调，身体功能才能正常完成。如果我们一会儿高兴，狂风起来，一会儿悲伤，暴雨下来，身体会受不了的。

这不仅是治疗疾病、保持健康的方法，更是我们修身养性、追求长寿的方法。你们看我有什么事，第二天就忘记了，我不太记仇，不记爱，也不记恨，啥都不记，活得快活就行了，因为你一记，就是有所住而生其心。所以我们要向竹子学习，向寒潭学习，把我们的心修成这样。

我们今天的主题是把波澜起伏的心平复下来，不要翻旧账，不要把陈芝麻、烂谷子反复炒，不要活在过去。

内圣外王

庄子云："圣有所生，王有所成，皆源于一，叫内圣外王。"外王，对外是王，其实这个王可以理解得很宽泛，比如一个村的村长，就是一个王，一个家的家长也是一个王。这个王想把外面管理好的话，他要有个内圣，内在成圣之后，外在才能成王。很多时候我们总希望外在成王，把外面的事业管理好，而没有把内在的内圣管好，这是不对的。

圣有所生，王有所成，皆缘于一。内和外其实是一体的，虽然我们看到

的外面的世界和内心不一样，但其实是一样的，就像照镜子一样，一个原理。照镜子时，你把内在搞好之后，镜子外面的世界自然就好了。我们总想去改变外面，控制外面，但其实回过头来"向内求"，把内在搞好之后，外面也会有变化。内圣外王两个是一体的，都是统一的，都源于道，源于一，它分为两个面，就像我们左右手一样，源于一个根。

修己

修己以敬，修己以安人，修己以安百姓。我们讲讲修己的问题，"向内求"就是修己。

修己以敬，这句话是孔子说的。孔子的学生子路有一天问孔子，怎样成为一个君子呢？孔子回答：修己以敬。通过敬来修己，敬是什么意思？敬在古文解释为慎重的意思，不是尊敬、敬仰的意思，你想成为君子要修己，修己要有慎重的态度，君子以慎独。

子路又问，这样就可以了吗？这样就够了吗？孔子回答：修己以安人。先把自己培养、训练教育好，再帮助别人。其实还是上面讲的内容，把心修好之后，才能改变镜子外面的世界。

子路又问，这样就够了吗？孔子回答：修己以安百姓。就是说培养好教育好自己，再去安百姓。孔子这一席话，是以个人为起点，也是由己及外的过程，修身、齐家、治国、平天下的过程。从修己开始，再以安人，以安百姓。百姓是指天下，安百姓就是平天下的意思，其实是由内向外逐步推进的过程。

把内在改变好之后就会引起外在改变。修己的时候，修己以敬，君子慎独。很多时候我们自己的内心世界没有非常谨慎、严肃地处理这个事情，心像野马一样放纵，只有把自己的心修好之后，降伏其心之后，我们的内心世界才能慢慢宁静下来，才能感知到更高层面的东西。

课堂讨论

我们为什么放不下?

我们每个人都知道要放下,因为背着包袱走很累,你不管是快乐的,还是悲伤的、痛苦的,所有的经历你背着都很累,道理都懂,但是为什么总是放不下?

我谈一下我的理解。

我们放不下的第一种情况,是放不下一些快乐的事情,因为我们不舍得。比如今天领导表扬我了,我很开心,这种心情很爽,我也知道我明天不应该止步不前,但我就是不舍得,想时时拿出来回味一下,当时有那么多人,领导却只表扬了我,我很开心。

还有一种情况是不甘心,今天领导训了我一顿,这件事情让我很委屈,因为我没有做错而训了我,我不甘心,不甘心把它放下,我就记住,我就是小心眼,记住这个领导给我穿小鞋。

还有一种情况是有遗憾,有很多事做的没有那么好,本来可以放下,然后开始一段新的旅程,但对前一段旅程有遗憾,想去弥补,不愿意放下,因为一放下就意味着结束了,像打游戏一样,我这盘游戏打得不是很好,失败时,我如果放下了,这个游戏就真的结束了,我有遗憾,所以我不忍心放下。

我觉得放不下大概就这几种原因。可是我们再深入思考一下,放不下又怎样?比如领导表扬我很开心,放不下。比如我的小孩儿慢慢长大了,记得他小时候给我带来的快乐,那么可爱的样子,我放不下,放不了手,我也知道孩子大了该放飞了,可是我放不下手,舍不得,我就会牵挂他,我也知道我的牵挂对他没有意义,但我就是牵挂,儿行千里母担忧,养儿一百岁,长忧九十九,所有的母亲都放不下。放不下又能怎样呢?就像龙应台说的一句话：我们和孩子的缘分，永远是一场渐行渐远的旅程，我注定永远站在这里看着孩子的背影渐渐远去，我只能看到我今世而已。

其实我们生命中所有的人都是这样的，我们生命中遇到的每一个人，每一件事，每一个痛苦，每一个欢乐，最终都要学会放下。因为我们来的时候是一个人来的，没有人伴着我们，我们赤条条一个人来，什么都没有带，我们来到人世间，一无所有，只有这个皮囊。到我们死的那一天，无论我们多么爱对方，多么恨对方，多么的不舍，多么的眷恋，我们走的时候必然是一个人走，所以从某种意义上来说，人生就是一个人的旅行，它只能是一个人的旅行。从这个意义上来讲，无论你多么不舍得，有遗憾，还是有痛苦不甘心，你不放下怎么办呢？你能带着它走吗？你能带着这些东西走吗？你走的时候必然要放下，当灵魂离开的时候，一定像你最初来的时候那样，一无所有。

我经常思考这个问题，因为我也有些放不下的东西，我也在强迫自己放下。我们放下没有便宜任何人，就像别人说的那样，我生你的气，或者我不生气了，我没有便宜你，也没有便宜对方，跟对方没有关系，便宜的是自己，因为首先是不存在原谅不原谅的问题，对方压根不需要你原谅，你还在那儿感觉很高尚，可能对方根本不在乎你原不原谅他，无所谓原谅。你在那儿纠结得不得了，我该不该原谅他？我该不该把它放出来？其实都是把自己关在了里面，对方根本不在乎的。

再就是你舍不得，不愿意放手，又如何呢？可能他走的时候很潇洒的，回头，再见，就走了，他了无牵挂。你在这儿心有千千结，可是他已经走远了，结束了。所以能困住的只有我们自己的心，我们困不住别人的心，放不下是困住了我们自己，让我们自己失去了进一步走向幸福的能力和进一步走向幸福的机会。所以不管愿不愿意，不管能不能够，一定要用最大的勇气放下，因为我们所有人都值得幸福的生活。

结语：应无所住而生其心

放下，是从内心世界放下，但是遇到事的时候，该处理还得处理，积极应对。处理好之后，过去就过去了，再出现新的事情，按新的事情处理，一件事一件事处理，这样才能活得更轻松舒适。用一个平和的心态把一件又一件事情捋顺，应无所住而生其心，不要停留在那个高兴或悲伤的状态，慢慢地使内心处于一个平和宁静的状态。

风来疏竹，风过而不留声。这竹是我们的心，风是外物，即外部世界，当外部的世界过来的时候，竹子会有风声，我们心会起波澜，这很正常，别人骂你不高兴，很正常；别人表扬你，你稍微高兴点，很正常，都可以理解，这都在正常范围。但是风过而不留声，过去就过去了，不要沉浸在过去的事情，永远爬不起来。雁渡寒潭，雁去而潭不留影，这是一个意思，两种比喻说法。

故君子事来而心始现，事去而心随空。当事情来的时候，用心对待事情，把事情处理好，事情过去了，心就宁静下来，放空了。

外面的世界和内心世界是对应的，所以当你觉得看着什么都不顺眼的时候，多想想内在是不是有问题了。如果内在很顺畅的时候，外面一切也会很顺畅。所以先从内在开始修，这是镜子原理。如某个人戴帽子照镜子，改变帽子位置的时候，才可以改变镜子里帽子的位置。

内圣外王，我们修自己内在的心，改变内在之后，外面才能改变。由内及外，就是一个修身、齐家、治国、平天下的过程。把内在搞好之后，身体才能搞好，身体搞好之后才能层层往外推远。当我们身体不舒服的时候，先从内心来找一找。

浙江有一位医生，他很有意思，当病人来找他看病时，他会要求病人写一份检讨书。这份检讨书并不是简单地反思自己的病情，而是要求病人回顾自己的一生，描述自己曾经犯过的错误，并且越详细越好。这位医生相信，通过写下这些错误，病人能够更好地理解自己的问题，从而找到疾病的根源。当病人能够坦诚地面对自己的错误，并且愿意改正它们时，他们的身体状况也会随之改善。这个故事告诉我们，内心的平静和坦诚对于身体健康非常重要，当我们放下了内心的负担，身体就舒服了。

不怕念起，唯恐觉迟

今天我们继续讲"向内求"。怎么求呢？假如这个风呼呼地刮不停，怎么办？假如大雁不停地从潭上飞过去，潭里一直有影，怎么办？你说可能不可能呢？可能。很多人家里一堆事，一件事接着一件事，生活中、工作中，从早到晚，都是事，像风一样，一阵一阵地吹，永远不停。人生就是这样，所有人当下的事都很多，一件接一件。

问题不断时，要懂得换角度看问题

演示：把电扇打开，带子会飞起来。

因为这里没有竹子，我们用带子代替。风不停地吹，从早到晚，如同生活中从早到晚都有种种琐事。显然我们无法抗拒外在的风的吹动，也同样无法控制生活中各种琐事的发生，可我们该怎么办呢？这时我们需要用另一种视角来看待问题，因为如果我们不从另一个角度看待问题，那我们可能会永远深陷在这个问题之中。

当外部环境发生变化，例如风吹来时，每个人或多或少都会受到影响，尽管我们无法直接改变风，但我们可以改变自己的应对方式。当内心坚定、强大时，我们能够更好地应对外来的干扰。相反，如果内心脆弱，就很容易被风吹草动所动摇。因此，我们应该修炼自己的内心，增强自己的定力和容量，以更好地应对外部环境的变化。

就是说，每个人都会遇到事儿，或多或少都会被扰动，不可能不动，怎么样去应对，看你的心态、度量。同样是个石子，你丢到湖里去，嘭的一下，石子就沉到湖底了；你丢到盆子里，嘭，水全溅出来了，还把盆子砸个洞。如果你胸怀是个湖的话，这时这个石子就是小事；如果你的心怀就是个盆子，就是天大的事儿。同样是个风，我们修炼自己，向内求，让自己心量更大一些，承载的能力更多，承载的事情也更多。

在任之堂，我每天要承担很多事情，有些我认为很大的事情，换更高维度看就是很小的事情。我认为很小的事情，在我的下属看来就是很大的事情。我们每个人都处在中间层面，这时一定要往上走，修炼自己的内心，才可能应付更多的事情，才可能成长起来。

专注内在感悟，世界就安静了

现在我们做个实验，风吹绳动，因为绳子在动，通过绳子动可以反推、验证有风的存在。假如现在没有绳子，这风看得见吗？看不见。可是风还在不在？风还在。所以，一件事情当你不关注的时候，对你来说就跟不存在一样；当你关注、着急这件事情的时候，跟它相应了，它才存在。

这个世界有无穷的能量，我们的眼耳鼻舌身意，我们的感知，它是一个区域，有一个度。比如我们听到声音的范围很窄，我们眼睛的视角范围很窄，我们不能看见所有的东西，不能听见所有的声音，很多声音我们听不到，但你不能否认它的存在。我们手机的信号存在吗？存在。大家感觉到吗？感觉不到。它存在，我们感觉不到，这件事会对你造成影响吗？不会造成影响。因为你感觉不到，我感觉不到，所以对我们没有影响。社会上很多事情，当你感觉不到的时候，它虽然已经发生了，但它不会对你造成伤害。道家讲：塞其门，闭其户。

眼耳鼻舌身意是对外感知，当你不再关注外在，只关注内在感受的时候，这个世界就安静了。如果你关注外在的时候，事情会越来越多，因为世界就是由声音、光、信息等等汇集起来的，永无止境，这句话可以理解吧？

你去感知你去看，世界各种各样的事情都存在，当你往内收的时候，把眼睛这些门户关掉的时候，你自然不接触这些信号，虽然它是客观存在，但对你没有任何影响。当你只专注内在感悟的时候，就像风吹竹一样，风对竹子不会造成影响。所以很多时候烦恼是自找的。当我们不再关注外在，而是关注内心世界的时候，内在力量开始积蓄，就好得快。

很多人喜欢刷朋友圈，喜欢在网上看国内外新闻。你发现，只要你在百度打开一条新闻，它立马推出相类似的，看完再推，永无止境反复地推送。我上次上网查了一个反重力设备的内容，我查完之后，网络便推了第二第三条新闻，结果看了两三个小时都看不完，无穷无尽的推送。这就是风，把风招过来了，我再看，再招过来，再看，越招越多，最后晚上睡不着觉了。祸福无门，唯人自招，招的好的坏的，都是自己在招。塞其门，闭其户，挫其锐，解其纷。解去这些纠纷，我们一定要向内找，方向找对之后，慢慢对你自己内在的干扰就少了。

"现在外面刮风了没有？"

"不知道。"

我们坐在室内听不到外面的声音，外面刮风了没有，感觉不到。所以有风无风是你心里相应的，是风动还是神在动？心动，是因为你的心和风相应，感受到它在动。当我们的心不动的时候，外面就是打雷，你也感觉不到。苏东坡写文章的时候，把一瓶墨汁喝了都不知道。家人端一碗汤给他喝，结果他一边写文章，一边把墨汁喝了。喝完之后，他老婆问好喝吗？他说好喝，结果一看把墨汁喝了。所以当你沉浸当下、专注当下的时候，外在的影响就很小了。当你不能专注当下的时候，外在所有的事情，比如小孩子很吵，外面的空气不好，环境不好，各种各样的声音，很多信息都把你的精力拖到外面去了。把心收回来，专注当下的时候，就没有什么可以干扰你的内心世界了。

心静，则神清

我们再看《清净经》上讲："常能遣其欲，而心自静，澄其心，而神自清。"这下面还有段话："夫人神好清而心扰之，人心好静而欲牵之，常能遣其欲。"夫人神好清，我们的元神，它需要清静，需要清明状态。人神好清而心扰之，这个心会干扰我们的神，道家称这个神为道心，这个心就是凡心，凡心不死，道心不活，凡心干扰道心。人心好静而欲牵之，常能遣其欲，这个欲不仅是口腹之欲，还是和外界相应关注多了。我们少关注外在，心就静下来了；我们对外在关注多了，神就被干扰了。当我们的心静下来的时候，神自然清静。

今天下午送货的司机给我打电话，他问："你们在什么地方？"我说："在十字路口进来，过了加油站再走50米，斜对面就是任之堂中医门诊部。"我表达得非常清晰，是不是？结果他到门口的时候还在问，因为他脑子里装着一堆送货信息，非常杂乱，虽然我的地址信息已清楚地告诉了他，但因为很多信息纠缠在一起，他根本分离不出来。很多时候我们的神不清静的时候，走路会崴脚，喝水会呛到，你总觉得运气差，走路崴脚了，喝水呛住了。其实不是的，是因为神不够清静，体内的气机都乱了。当你做到神清的时候，你自然而然地会趋利避害，比如喝杯水，烫的不喝，冷的也不喝。当你神不清的时候，你喝水都没关注这个事儿，你自然可能把自己烫坏了都注意不到。

澄其心，而神自清。自然六欲不生，三毒消灭。所以不能者，为心未澄，欲未遣也。能遣之者，内观其心，心无其心，外观其形，形无其形。当然这个境界更高了。

心静，神清，减少消耗，有助于健康

我们尽量把心收回来，不要关注外在太多，关注外在太多的话，我们的能量就分到外面去了，身体就可能会受到影响。很多时候我们感到很虚弱，刚吃了一顿午饭，可脑袋不停地想事儿，就很累。有些人，比如搬运工他吃碗面条，吃的很简单，虽然一天干那么重的活，但身体还比较有劲。其实身体能不能恢复健康，能不能壮实起来，不是取决于我们吃了多少，增加多少，还要看我们消耗了多少。我们身体能量是一个动态平衡，一个是增加，一个是消耗，很多时候我们总是关注"增加"，吃鱼吃肉，稍微没劲，总想吃更好的，增加各种各样的能量，但很少思考"消耗"。

虚云老法师晚年的时候，一餐就吃点核桃，吃点花生米，一天忙12个小时。我们中医村的骡子，从九针庄园把粮食、水泥、沙子驮到中医村去，一天驮8趟，一次驮300斤，共2400斤。我们人走上去就很累，出一身汗，骡子驮8趟。我问骡子吃什么东西呀？它就吃10斤苞谷，它转化的能量肯定没有我们吃大鱼大肉多，可它能跑8趟，驮300斤，一直驮到山顶上去，这是因为它很专注。我们有时候连骡子都不如，我们把能量消耗在妄念上面去了。妄念，每天产生很多念头，都会消耗我们的能量。坐在那儿不动，想一天，腰酸背疼，这是因为通过大脑在消耗大量的精微物质。只有遣其欲，心自静，神自清，只有减少消耗我们的身体才有机会恢复，病才好得快。有很多病人，他一方面在吃红参补能量，一方面有大量的妄念在消耗能量，显然他白补了。

人心不死，道心不活。这句话可以理解为：如果不控制自己的欲望和情绪，人心就会受到干扰和消耗，无法达到内心的平静和悟道。人通过五官来接受外界的刺激，眼睛可以看到各种颜色，耳朵可以听到各种声音，鼻子可以嗅到各种气味，舌头可以尝到各种味道，身体可以感受到各种触觉，意识可以接收各种信息。这些都会干扰我们的内心，消耗我们的内在能量。所以这就是为什么很多人要到山上去修行，清净的地方能够减少外界信息的摄入量，使我们的内心更加平静，从而更容易悟道。

用道心思考，看到不一样的世界

能量消耗是由于我们过度的担忧和操心。然而，我们的操心是无穷无尽的，孩子尚未结婚，结婚后又要考虑他们何时生子，生子后又得负责将他们带大。这种操心消耗了我们的能量，因为我们在不断与外界产生互动和响应。为了保持内心的平静与活力，我们需要思考我们在这个世界上的真正目的。仅仅为了有房子住、有饭吃以及传宗接代是远远不够的。我们需要更深入地探索人生的意义。当我们的内心不再被这些世俗的诱惑所困扰，开始深入思考时，我们看待世界的角度就会发生改变。我们会发现，这个世界远比我们想象的要丰富得多。

当你做到这一步并开始观察这些时，心就会变得更加精细。我们并没有完全放弃外在，而是通过减少干扰并放下凡心后，启动了道心，增强了我们的观察力。这种观察力被称为"观"。当我们再次观察这个世界时，我们会发现一个"观"是向外部释放能量，而另一个"观"则是向内部聚集能量，这是两种不同的过程。我举个例子，我前面放个表，我看过去看得清楚，这时我要消耗能量去观察，外观时间是7:33。我坐着时候，不往外看，只是光线照在上面反射过来，反射到我的眼睛，我只是接收。当我们接收的时候，时间是7:34。结局是一样的，结局是看到这个实物是这样，但中间的原理不一样，消耗能量也完全不一样，一个是让你增加能量，一个是减少能量，这个不好理解，真的不好理解。大家好好想想，你不要去寻找，而是接收所有的一切，人能常清静，天地悉皆归，所有万事万物能量往你身上走，这时接收更快。如果向外找的时候，是消耗的过程，当你心静下来的时候，能量是往里收的过程，这完全不一样，两个思维模式和操作模式。举个例子，比方说领导派两个人去买菜，去买土豆，中午加个菜。张三去的时候，满菜市场找土豆，但就找到一家卖土豆的，回来跟领导说："我找了一个卖土豆的，你看看。"李四去的时候，不是去找而是接收所有的信息，他眼中看的世界不只是土豆，还有白菜、萝卜等等。他回去跟领导说："今天市场上有很多菜，你想买土豆，就一个卖土豆的，品相还不太好，不过菜市场里还有白菜、萝卜、黄瓜、丝瓜、西红柿等十个品种。"这两种模式就不一样，一个是在外面找，一个是接收信息。

人生是很美好的。我们向外寻找时，其实找的永远是内心深处想要看到的东西，也就是我们关注的东西。而当我们不刻意去寻找，启用道心时，我们就能接纳所有的信息，自然而然地接触到宇宙万物的本质和美好，继而增加能量。

许多人打坐放松，试图通过冥想达到平静的状态。但如果过分关注"我要静下来"，反而会适得其反，导致越想静下来越静不下来。我们如何去理解这个原理呢？就比如去一个地方时，不要用自己的想法去寻找，而是放下自我，把自己当成一台摄像机，记录下所有的信息。因为如果我们只关注自己想要的东西，就可能会错过很多其他有价值的东西。

知道你在说什么

我们生气发脾气的时候，呼呼呼说出去一堆话，你有没有想自己在说什么？我们只是把这个念头说出去，我们没有另外一个觉知：我知道我在说什么。很多时候不知道，吵架的时候，叽叽喳喳在吵，你知道你在说什么吗？不知道。因为你只想表达、倾诉，你有没有想过，当你知道你在说什么的时候你就不说了，因为你知道说的后果，你知道会伤人，你知道这个不好。我们的觉知就是你知道你在说什么，你要知道你在说什么，在做什么。你要知道这个原理，当你知道做这个事，其实是用另外一个自己观察这个事，这时你就会换一种觉知。很多时候我们不知道自己在干啥，这是最可怕的事情。

佛家有句话讲：正人行邪法，邪法亦正，邪人行正法，正法亦邪。当你不知道你在说什么的时候，口里说出去的就算是经典经文，也不合时宜。当你知道讲什么的时候，喜笑怒骂皆文章，因为你在用不同的方式去施教、传法。明白意思没有？这句话不好理解。

一定要知道自己在干啥，不怕念起，唯恐觉迟。风吹这个事情发生以后，你的心起了反应，不用怕，你很生气，你想骂人，都行。念头起没关系，但要觉知到，知道自己在干啥，只要能控制自己的行为，人生就不会失控。我们的人生就怕失控，失控的时候是对你自己的人心的失控，对自己思想的失控，当你的觉能起来的时候，一念上天堂，一念下地狱，这个念其实还是那个觉。当你时刻能觉察到你自己在干什么，那你的人生就不会失控。

不怕念起，就怕觉迟

举个例子，比如你在开车的时候口干，这时产生了念头，想喝水很正常，但此时如果你是在高速上开车，一定要把车开到高速的服务区再喝水，因为在高速行驶过程中，喝水或接打手机都非常危险。在高速上保持觉的状态很重要，你放下觉的时候，没有时刻把觉提起来，就容易出车祸。人生就是这样，我们很多时候只是沉浸在自己念头里面去，没有时刻觉照自己的想法，当你产生觉照的时候，你才发现，很多事情是可控的，如果你觉知不到的时候，是不可控的，哪怕很小的事情，都不可控。

所以我们需要先觉知到，要知道自己在干啥。来十堰找我看病，你知道你来十堰是看病的。室友说哪里好玩，我们玩去。玩可以，产生念头可以，但要知道，你来的目的是看病，不能因为玩，把觉丢了，别一心去山上玩去了，气温低心脏病复发了。所以人生时时刻刻都要觉照自己的行为，不怕念起，唯恐觉迟。一觉迟就容易出事，要时刻让自己保持觉知力，感受自己的心，知道自己在说什么，在做什么。

觉和不觉有什么差别呢？同样一件事情，张三做得很潇洒，但你只做一次就出问题了，因为没有觉知力，没有把自己抽出来看这个事情，你往往沉浸在事情里，就像开车一样，别人开车打个电话没啥事，结果你开车一打电话就出事了。

自己的人生，自己导演

我们在人世间，很多时候要有种什么心态呢？要有看电影的心态，比如，播放一部战争恐怖片，恐怖分子想投核弹，这时觉知告诉我这是假的，因为是电影，是假的，所以电影里面再恐怖，你说那是假的，我不会死，因为你的觉知告诉你那是假的。很多小孩子，非常沉迷电影的时候，他和电影里的人一起哭，一起笑，离开电影院，他就产生情绪过敏。我们大人思路很清晰，比较理智，觉知力比较强，他只看但不会太伤心，不会太悲伤，因为他有觉知了。很多人觉知力很差，没有觉醒，一直沉迷在电影里面。

如果我们的道心，可以排除眼耳鼻舌身意收集的色声香味触法对我们的干扰，你不要看得太真，把它放下来，人心放下来，用道心觉察、觉知这个世界，你会发现，它就不一样了。就像看电影一样，当你抽离出来，不沉浸在其中的时候，你会欣赏电影拍摄者的水平，这个道具好不好，这个演员化妆好不好，你会看到很多东西。你如果沉浸到电影里去，哎呀，这个人太厉害了，这个人好可怜哪，这个人好黑暗哪，会沉浸在情绪里面。你抽离出来看的时候会发现，这个导演拍的不怎么样，发现你会看得更透彻。

你只有冷静地去欣赏这个世界，不和这个世界相应的时候，你才会慢慢发现这个世界其实很好玩，它是个很好玩的游戏，每个人都在玩游戏，大家共同玩一个大游戏，共同演一场戏，演一部电影，都是演员，每个人也是导演。

《金刚经》里有句话：一切有为法，如梦幻泡影，如露亦如电，应作如是观。把每句最后一个字连起来：观电影法。就是像看电影一样来看这个世界。一切如梦幻泡影，所有高楼大厦都会成住坏空，所有人都会死的，一切都风吹云散，如梦幻泡影，如露亦如电，应作如是观。所以看这个世界就像看电影一样，应作如是观。当你用看电影的心态看这个世界的时候，你内心就不会产生那些情绪变化，会很淡定，就叫如如不动。

每个人都是自己的导演，各有各的福报，你不用太担心你的小孩儿成不成才，小孩儿有自己的福报；你不用担心老伴什么时候死，他的寿命多长，已经定好了，我们所做的事是让他舒服一些，他要吃，就让他吃，他要喝，就让他喝，该治病治病，保持平和的心态。天下事皆有定数，我们不必要活在恐惧和焦虑中，如如不动，淡定地把身边的事情——理顺处理好，仅此而已。

我们不要把自己融入电影中，要抽离出来，一面演戏，一面关注，再看，一面抽离出来，一面欣赏，这时候你才发现，抽离出来，如如不动地观察这个世界，用你的觉知去感受道的美妙。因为万物都是道化出来的产物，都是很美的，没有丑的，道的生物，玄之又玄，众妙之门。我们可以用各种方法，感觉道的存在、道的美妙。看着非常小的一只蝴蝶，一只蚊子，一朵花，当你非常精细地去观察的时候，发现哪怕一滴水，都非常精美。因为我们人心一直被欲望、被外物相应，心来静不下。当你用道心感知到万物都很微妙的时候，内心一定是愉悦的，当你内心愉悦的时候，你的相、声音、气场就会变化，因为都是愉悦的。这时你不用担心疾病和未来，不用管过去，你所做的，只是享受当下的美好。

结语：信为道元之母，信是创造奇迹的前提

我再讲个故事，这个事真的很神奇。有一次我爬太白山，太白山山尖上有一个天圆地方处，该处下面有一个大峡谷，峡谷上面有一个很大的平台，我坐在平台上面，从上面看峡谷，打坐。看下面的地气往上蒸。中医讲地气上为云，天气下为雨。地气上升的时候，水汽氤氤氲氲。这时我坐在平台看地气，此时不想病人了，我到大山里面去，也不用管家人了，什么不用管，没事做，干点啥呢？我就背《清静经》，背了一遍，非常放松，我感觉手掌的气感非常强，麻酥酥的感觉，和周围能量交换非常强，我看前面水汽往上升的时候，像漩涡一样在旋转，好像把我吸出去的感觉。我感觉很神奇，当

我换一个角度看的时候，刚开始水汽是不变的，往上升，过了3秒钟，水气开始转起来。

当我们真的放下人心、杂念，和外在相应，非常虔敬地去诵经，这时你发现周围环境精微的物质，是和你互动的，可以让你在非常放松的情况下，让外界的能量进入体内，也可以把体内的浊气排出去，所以要想好得快，需要清静，人能常清静，天地悉皆归。当你清静的时候，身体放松的时候，疾病就好得快。内心非常宁静的时候能量最强，一定要这样做才好得快。但是我们一般人很难做到这样，因为你们都不愿意去尝试。

第四讲 道与德

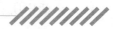

关于"向内求",我们前三讲已经讲了许多,但大家可能还是云里雾里,又或是停留在理论层面,今天我们就把它从云端拽下来,让它接地气。

九万里悟道,终归诗酒田园

南怀瑾老师曾说过:三千年读史,不外功名利禄,九万里悟道,终归诗酒田园。现在看我们读三千年历史,其都与功名利禄有关。我们现在很多人打着修行的旗号:我要成佛,我要成仙,我要修行。有时候感觉提到了"修行"二字,好像很高大上一样,但生活当中,如果饭都不会做,家务都不会做,连基本的生活自理能力都没有,算什么修行呢?真正的修行,是修行到像佛陀一样有大智慧,要世间解,所有的问题都能够解决。

反观一些人修的什么?鞋子破了个洞,都不会补,饭也不会做,做饭夹生,菜炒不熟,这是没修成。既没修到最高境界,就连三维世界基本的生活都不能自理。我遇到很多这种所谓的修行人,我跟他们交流,他们只会谈很多的大道理。我考验他们的修行智慧很简单,带他们爬一次山,种一次地。爬山的时候随便聊聊天,问一些问题,如果一个人对基本的药物、植物都不清楚,他怎么世间解?我们一起去拔菜、挖地,结果挖两锹就挖不动了,只会背着手看一看、说一说,哪都不行。所以如果你既然要修行,对各行各业都要有所了解。

九万里悟道,终归诗酒田园。所以我们"向内求"终归目的是什么?是要把生活过好，要把当下的三维世界的点点滴滴做好，这样才能修行成功。修的虚幻了，不行。修行好的人一定是过得非常舒服的，如果修行苦兮兮的，那肯定不行，要修得很快活，很慈祥，满面笑容。如果修的很苦，修的一身病，那就不要修了。修的身体健康，思想健康，心灵健康，还能帮别人健康，生活中所有事都能处理好，这才叫真正的修行，不然全是假修。有些人修行和想发财是一样的，只是目标不一样，有人想发财，有人想当官，有人想成佛，有人想成仙，都是妄念，还是要先把生活过好，在点点滴滴中体会。如果修的基本生活能力都没有，那修行就修偏了。

内在是人生的核心

现在请工作人员把写字的道具拿过来，邀请三个人和我一起用毛笔写"人生"两个字。

我们现在不是为了写字而写字，写字的目的是为了探讨这个原理，不谈字写得好坏，我们只谈这个"象"，通过破这个"象"找原理。

现在每个人都写完了，我们来看看这三个"人"字是不是不一样的，再近视的人也看得出来，三个"人"字写的不一样，这三个"生"字写的也不一样。现在问题来了，同样是一支笔，同样的墨水，用同样的纸，为什么写的这几个字不一样？因为写的人不同。不是他的手不一样、笔不一样、墨水不一样、纸不一样，而是内在不一样。我们很多人一辈子追求的不是内核，而是追求买一只好的毛笔，买瓶好墨汁，买好纸，结果写的还是这样的字，对不对？

我小时候，村里有一个小孩儿，家里非常穷，穷的买不起笔和纸，他就用棍子在那个沙滩上写字，现在书法写得非常好，每年过春节的时候，靠书法来卖钱办年货。写字不好，不是纸、笔、墨的问题，而是内在的问题，所以内在提高之后，走遍天下都不怕，内在比外在重要，所以我们想要把人生过得舒服、过得好的话，是向外走还是向内走，这是个方向性的问题。这个方向一错，这个人就会一错再错。但我们现在这个物欲的世界，充斥着各种各样的商品，往往会诱惑我们去追求外界的东西，喝茶用什么样的杯子，吃饭用什么样的筷子，用什么样的碗？如果你手里没有钱的话，说实话，用再好的碗也没有饭可吃。所以一定要向内走，把方向搞清楚。前面三堂课，讲原因，今天通过这个故事，告诉大家，我们要想把字写好，只追求纸墨有多好，那就本末倒置了。用好纸、好笔是锦上添花，但那不是核心，核心是内在。

守窍是内在的源头

现在讲要提升内在的能量，就要内守，究竟我们要怎样才能把内在提升起来？有些人记忆力很差而有些人记忆力就很好，怎么样向内走，让自己的内在真正成长起来？道家和佛家他们有一个方法就是守窍，通过守窍让自己的能量开始回归。道家和佛家的修行，都要打坐，就是守窍，守窍则守玄关一窍，位于印堂（两眉中点处），此部位对应西医解剖学松果体的位置。

当我们打坐，有意识或无意识把注意力放在印堂的时候，能量便开始向这里汇聚，印堂开始发热发胀并有跳动的感觉。久而久之，印堂就会得到需养，等能量聚足的时候就可以开窍，开天目。当我们把印堂能量聚足后，会感觉自己变得聪明些了。因为我们所有的智慧，都是从大脑里面产生，我们写字、切菜等都要靠大脑指挥，所以能量足了之后，支配我们所有的眼耳鼻舌功能就会强一些，我们的觉知力就会更精细一些。比如摸一个人的脑袋，普通人摸上去感觉非常光滑，而打坐守窍的人摸上去可能会有细小的颗粒感，觉得不太滑。人跟人是不一样的，内在提高之后，自然就跟别人不一样。所以，没事的时候，尽量把能量往回收。

我们前面讲过看东西的时候，不是你看出去而是光线进入你体内来。同理，这个声音，不是我听外面的，而是声音进入我大脑里面来。当内在能量提升之后，你会越来越聪明，思维反应越来越敏锐。比如给一个人开三服药，交代回去用6碗水，煎50分钟，熬成3碗水，早中晚分三次喝。他接着会问一堆问题，碗要多大，水要什么样的，药材要不要洗一洗，他有可能会问几十个问题，问了前面问后边，问了后边忘前面。我们每个人都是这样的，因为我们对于未知的事物会充满担忧，越担忧，问得越细，越希望自己能掌控好，可是你发现问得越细越复杂时，就掌控不住了。因此，我们应该从宏观的角度去看待问题。只有当我们的头脑充满智慧和聪明才智时，才能轻而易举地解决看似复杂的问题。

怎么判断大脑有没有能量？首先，可以通过记忆力来判断。当一个人的记忆力逐渐减弱时，说明他的大脑能量在逐渐减少。因此，随着年龄的增长，很多人的记忆力会变得越来越差，大脑内核能量也会相应下降。其次，反应能力也是衡量大脑能量多少的一个重要指标。如果一个人的反应非常迟钝，比如听到响声后才开始躲闪，那么说明他的大脑反应能力较弱。而如果一个人内在能量充足，他的反应就会非常迅速。此外，我们还可以通过观察眼睛的明亮程度来判断一个人的内在能量状况。一般来说，眼睛的明亮程度可以分为三种：一种是晦暗无光，一种是温润有力量，还有一种是闪光发亮。如果一个人的眼睛是暗淡无光的，说明他的内在能量已经不足了。如果眼睛看起来像死鱼的眼睛一样灰白色，那么说明他的内在已经空虚了，生命也即将走到尽头。总之，人的内在能量越充足，身体就会越好，恢复健康的速度也会越快。因此，我们应该注意保护自己的大脑能量，保持健康的生活方式。

不要觉得"向内求"，只是为了心静，"向内求"也可以让人长寿。这个原理很简单，可以把我们的眼、耳、鼻、舌比作家用电器，当电池没有电的时候，这个家用电器就没法用。所以你没有能量了（相当于没电了），家用电器就会停止工作。所以要把内核守好，时刻给自己充电。充电的目的是为了更好地用电。如果不充电，用的时候这个眼、耳、鼻、舌都是一个不灵活的状态，工作效率低下，当电器处于一半的工作状态，办公效率很差，再一个是犯错误的地方反复犯，所以你只有把电充好之后，再干才会越干越好。

中国有句古话说："磨刀不误砍柴工。"这句话告诉我们，晚上充分休息是为了白天能够更高效地工作。回收能量是为了更好地释放它，就像打拳一样，收回拳头是为了更有力地打出。如果我们只是一味地向外发散，而不注意内在能量的补充，那么我们只会变得越来越空虚。内心平静、大脑清明的人，看问题会更加准确，他们的出手总是精准有力，这是因为他们能量充足，判断力强。

有些人做生意时四处投资却处处碰壁，这往往是因为他们看待问题的眼光不够全面，内在能量不足。当我们感到疲劳时，应该好好休息，而不是通过看手机来分散注意力。真正的休息能够带来意想不到的能量恢复。有时，短短十分钟的小睡，可能比整晚的睡眠更能为我们补充能量。一旦我们养成了这种随时休息的习惯，就能够在任何需要的时候迅速恢复体力，就像海绵迅速吸水一样。然而，目前我们面临的一个主要问题是，很多人并不懂得如何有效地吸取和补充能量。

守窍心法

有个成语叫心猿意马，意思为人的思维散乱，如猿马难以控制。我们的心一会儿想到北京天安门，一会儿想到家里猪还没喂，一会儿想到地里的草还没拔，一会儿想到山上等等，这个念头就像瀑布一样，没有停止过，像匹野马一样，到处飞奔，思维一下就发散出去了。晚上睡觉的时候，大脑思维像野马一样狂奔一夜，你们有没有这种感觉？有是正常的，没有才不正常，没有就成了木头了。

大脑静不下来也是正常的。大脑产生思想是正常的，这是我们人类的可贵之处，生之为人，跟石头不一样，就是因为我们有思想、有意识。这个既有坏处也有好处，怎么化烦恼为菩提？转换一下，我们就可以提升自己。怎么转换？现在教你们怎么转换。大家都看过《西游记》，孙悟空不听师父的话到处跑，最后是怎么把他控制住的？是紧箍咒。所以叫持咒，持咒的目的是让心不散。并不是说念咒之后你就可以立马成佛、成仙了，而是让心静下来，不到处飘。当你念南无阿弥陀佛、南无观世音菩萨、南无地藏王菩萨等佛号时，记住一定要非常专注，你心的意识就会收回来，这一收回来，就如同守窍，能量就回来了，叫做功。做功之后，才能产生功德。

什么叫德？是你这个能量收回来之后，电充满之后，再去做事，会改变外在的世界，这个世界的象叫德象。首先你自己的能量得够，你做功之后才能转化为德。道德，这个道是这个事物的本体，就是无形的能量，德是通过能量转化成象，所有的东西都有德象。德既不是褒义词，也不是贬义词，而是中性词。有时候很多人认为自己有德，因为他们做了一些好事。但是，对于另一些人来说，他们所做的事情可能被视为坏事。因此，我们不能仅仅根据个人的标准来判断一个人是否有德。如果我们用人为的标准来判断，很可能出现错误的结果。《道德经》不是为好人写的，也不是为坏人写的，它是解释这个宇宙的真相。这个道德，一个是体，一个是用，只有你认真做功之后才转化为德。

当你不知道干啥时，脑袋里东一个念头西一个念头的时候，你可以干一件具体的事儿，比如写字。当你非常专注写字的时候，这个"意"就像马一样给拴住了。所以，当你无所事事不知道干什么，注意力很飘散的时候，就把注意力拴在一个点上去。拴到一个点上去的时候，也是个接收能量的过程，就是专注，专注就是把这个"马"给拴在"马桩"上。

这个拴马桩有哪些东西呢？所有的手中的活，只要你专注去做，都能拴住你的注意力。比如说女人都喜欢绣花，绣花就可以把"马"给拴住，你一针针好好地绣花，这花绣得很漂亮，你突然发现才绣了一会儿仿佛就天黑了。你打麻将，才打了一个小时天就黑了。就是你只要专注地做一件事情，都可以把这个"马"给拴住。如果你无所事事，你一天到晚会过得很累，但如果你把注意力拴到某个点的时候，你发现时间过得很快。这就是健康的方法，需要非常专注地去做。

很多人晃悠了一天发现什么事都没做，晚上回家还腰酸背痛，那是因为他把很多内在能量都消耗出去了。但有些人非常专注地干一天活，回到家时还很轻松。比如我上午非常专注地看了一上午的病，中午回家的时候精气神十足。我没有妄念，就是非常专注地看病。所以人生的幸福在于什么？在于内在能不能足够的专注，能不能活在当下，专注于当下。专注于当下就是能量回归的过程。

有个词叫"回家"，回家回到哪里？首先让能量回家，让意识回家，让神回家。不是回到中医村去，是让你往内走，回家。这句话说起来很简单，很多人体会不到，偶尔体会一下会很舒服，但如果能一直体会到，你的人生一定很幸福。

当你的意识越来越凝聚的时候，注意力越来越集中的时候，你随时可以抽身。比如你非常专注地倒一杯茶，倒茶之后，立马转向做另外一件事情，这是个好习惯。最后你一天下来做了那么多活，都很漂亮，很知足，也很开心，回家睡觉也很宁静。如果很思绪烦躁的时候，想起今天领导骂了你一句，不小心多倒了点茶；回去擦桌子，随便擦一下，地随便拖一下，最后忙活了一天回去之后，腰酸背痛，浑身很累，活也没做好，心也不静，能量也消耗了。

所以你只要把念头一转换，你就能过得非常快活，不会转换，你就痛苦。这就是"向内求"，你活得幸不幸福，取决于你内心的心理状态。你一直在盘算，静不下来，结果发现所有工作都做得毛毛躁躁，所有工作都做不好。炒菜不是忘了放油就是忘了放盐，一会儿炒糊了一会儿火候大了，啥事都做不成，生活变得一团乱麻。其实只要一转换之后就会生活得非常舒服。

当然，我们所讨论的这一切都是基于我们在三维世界中的生活经验。若我们超越了这一层次，达到了更高的境界，那么这些世俗的标准便不再重要。然而，在我们还未达到那种境界时，我们仍需遵循三维世界的规则，吃饭时选择干净的食物，避免不洁之物。但当我们达到更高的维度，对世界的认知发生变化时，或许就能像济公那样，视酒肉为空，无所谓其形式了。然而，在未达到那种境界之前，我们仍需保持专注，做好每一步，这样才能积累经验和智慧。

守窍法门，巧用指目

生活即是禅，现在很流行搞"禅茶""禅武"等各种各样的禅，好像带这个"禅"字就很高大上，更有艺术感。其实佛家叫八万四千法门也好，道家叫三万六千法门也好，都是一个原理。我来讲一个原理，其实我悟的东西都和阴阳九针有关系。像我平时工作比较多、事情比较杂，上午看病看几个小时，根本没有时间守窍。那么怎么让自己的能量积累起来呢？也一个很好的方便法门。以前我一直也在琢磨守窍。有一次我跟东南卫视记者黄老师一起聊天，我说："师父教你的守窍方法你练了没有？"他说："哪有工夫啊，每天忙得很。但是我发现啊，其实还有更好的方法，照相的时候，我那个手指按快门的时候就是个守窍的过程。"这一下子让我恍然大悟了，后来我就琢磨这个事情。因为我们三个指头切脉，用的指尖部位叫指目。为什么叫指目呢？这个部位借用阴阳九针思维的话，我们每个手指头都是"头"，正上方对应头顶，所以我们在用阴阳九针扎这里就可以治头顶痛。而前面指目刚好可以对应印堂，指甲盖对应后脑勺。如果指甲盖泛青色的话，后脑勺一定是凉的；如果指甲盖月牙比较大的话，后脑勺这块儿一定不通，它就是个全息，它就对应后脑勺这一块，指甲两侧就对应后脑勺两侧。所以当你非常专注用你的指目的时候，这个指目和天目是相通的，管道相连的。当你非常专注切脉的时候，你会发现印堂这个部位气开始汇集。你就没必要守印堂，你只要非常专注地切脉就会发现，你切上一会儿，印堂就会发胀。所以看着是我在给你们治病，其实也是你们在帮我接收能量。

如果你不会切脉，那应该怎么办呢？写毛笔字的时候也必须用上指目，用到指目的时候你的指头和脑袋才能相通，才能写得灵巧。就是说你非常专注地去写毛笔字，可以写到周围世界都消失的境界，就一支笔和一张纸就能达到这个境界。

　　如果不会写毛笔字，还有什么其他方法呢？刺绣也可以。刺绣把针拿起来穿进去也需要用到指目。我们所有的传统手艺活，它都会用到指目。当你多用指目的时候，你的能量会越来越提升。你的手会越来越巧，所谓心灵手巧，就是你越用手，脑袋越灵，能量越足。在头脑清醒的时候再做这活，就会越做越漂亮，越做越精细。它是个相辅相成、互相正反馈的过程。你字写得越好，脑袋里的能量越高，越高越好，越好越高，是相互增长的过程。

　　你写字随便划拉、不够专注的时候，能量就消耗越大；越消耗越写不好，越写不好就越消耗，这是个负反馈。

　　有些人越来越好，做啥都好；有些人做生意越做越差，什么都搞不好。因为没找到方法，没专注地用好自己的指目。切菜、写毛笔字、种地、擦桌子、沏茶、茶道、弹琴、吹笛子……全是修行方法。只要用到指目，只要能够专注，只要能够让内在的能量提升，都是修行，八万四千法门无处不是，什么都可以。它的原理就是让你的心静下来，能量回归，这就是做功。

　　功是给自己做的，你自己内在提升就是做功。你做的所有事情都是在做功，所以只要非常专注地做，就会提升内在。

　　达摩在东渡的时候碰到梁武帝，梁武帝说："我盖了这么多寺庙，供养这么多僧人，我应该功德很大吧？"达摩说："实无功德可言。"梁武帝没有功德，因为他没有让内在回归，没有把那些东西积累起来，只是做外在的很多事情，实无功德可言。

专注才能起效

　　要想改变身体的状况，改变家庭的环境，提升自己的工作能力，让自己更有福报，在三维世界过得更好，就需要专注。如果非常专心地去秤一味药材，你肯定会秤得好。你不专注，抓一把差不多了，这是不够的。所以说只要专注就一定能把手中的事做好，因为我们是人，人是非常高等的动物，非常聪明，我们每个人是有大智慧的，只是我们不够专注。专注之后，就是在给自己做功，而不是给老板打工，自己内在提升起来之后才有德，才有福报转化过来。你自己不专注的话，不断流失，不断消耗，一辈子都苦兮兮的，最后你还埋怨老板。其实这跟老板没关系，是你自己内在能量不够。

摄影、切脉、书法、针灸等等一切都是在用手指指目，都跟印堂相通，都和玄关一窍相通。如果说，一个真修的人生活一定过得很好，因为他知道写个字、切个菜相当于打坐，都是专注地用指目，处处相通。所以将方法运用好之后你发现，你过得很快活了。当然也可以打坐，不是不让你打，打坐也行，但不要有妄念。主要是要把这个原理搞清楚，搞清楚原理就按此执行，你会发现可以很理想地达到想要的效果。

虚其心，实其腹，弱其志，强其骨

"虚其心，实其腹，弱其志，强其骨"是《道德经》里的一句话。虚其心的意思是我们心里面不要有太多的妄念。虚其心，即上面要虚，下面要实。当气往下沉的时候，气回丹自结。你静下心来非常专心地写字也好，非常专心地干别的也好，这个气往回的时候，自然往下收。上面的心念头少，就虚了，比如你非常专注写字的时候，发现上面就虚了，它就没有那么多杂念了，即"虚其心"。一专注下来写字的时候，气自然往下收，下面小腹部就实了，小腹部自然就有能量了，即气回丹田。这很重要，它是自然回归的一个过程。当小腹部能量回归的时候，能量越来越足的时候，整个人后背的气化升上去，腰部就硬了，身体就更壮实了。

"虚其心，实其腹，弱其志，强其骨"这句话很多人理解说是愚民政策，但其实这是让身体健康的方法。弱其志是指脑子里不要有太多的妄念，不要有太多的想法。强其骨是指筋骨要强壮，可以练太极拳，练八部金刚功，或者干体力活，都可以强其骨。强其骨使筋脉通畅，气血流注顺畅。如果每天啥事不干，坐着不动，你守窍，发现虽然没有妄念，能把心收住了，但你不能强其骨，浑身关节还是不行，精神也不行，所以说还是要动起来。很多长寿的老人，他们心情很平静，没有太多情绪的波动，平时种地，干点体力活，稍微劳作，让筋骨更壮实一些，这就叫"虚其心，实其腹，弱其志，强其骨"，这四个方面做好了，身体就好了。

做这四个方面的时候，一定要专注。强其骨要专注地强其骨，练功也要非常专注地练功，一定是在你专注的前提下，去做好这一切，你才会发现大获益处。举个很简单的例子，比如跑步，同样是跑步，有些人非常专注地跑步，他跑得非常轻松，会达到什么效果？会发现周围这个场景慢慢变得虚幻了，就一个跑道，自己在跑，非常轻松地跑，忘掉周围一切，这种专注情况下跑步是非常好的。如果你们对我这话理解不了的话，你们可以看一部电影《加油站遇见苏格拉底》，又名《和平勇士》。电影讲的是，主人公唰的一下，发现周围一切都消失了，进入一个恍惚状态，这个状态是非常玄妙的。当你跑步能跑到这个状态的时候，你会觉得非常轻松，强其骨就达到效果了，专注也达到效果了，能量回归也达到效果了，这是最好的。

如果你跑步的时候还想着"这个股票咋又跌了呢""我的工作咋搞呢"，结果你的双腿在消耗能量，大脑也在消耗能量，两头消耗能量，最后你就是在透支身体。所以有些人跑步越跑越健康，有些人则越跑身体越差。就是说同样是一种行为方式，会带来两种完全不同的结果，都与心有关系。看别人跑步效果很好，你去跑结果越跑越差，为什么呢？因为你心不静。

无处不是窍，无处不是玄关，无处不通神

这段话实际上是在深入探讨修行的哲学和实践。首先，它提到修行的目标并非仅局限于某一特定方式或部位，而是无处不在，无时不有。尽管某些

特定的修行方法，如守窍或守指目，可能会带来显著的效果，但如果过分执着于这些方式，便会妨碍正常生活。因此，修行的真谛在于将修行融入生活的每一个细节，无论是切菜、写字还是其他日常活动，都可以成为修行的途径。

假如一个人残疾了，电锯把他四个指头全锯掉了，没有指目了，为什么也能写好字呢？有些人没有手了用胳肢窝夹笔还写得好。就是说眼耳鼻舌身意所有感觉，这个"觉"都能通神。我们身上每一寸皮肤，任何一个部位，跟大脑都是相通的，虽然指目跟里面（松果体）相通，但我们任何一个觉，只要是有感觉的地方，都可以跟大脑相通，无处不是玄关。最初可能是通过守窍，再守指目，最后其实你只要专注地放在任何一个点，都可以通玄关。

康恒德老师搞了个谐振功，就是双手握着，让身心共振。为什么有些人能共振有些人不能呢？其实我们都可以感受到血管跳，当全身血管都在跳的时候，全身共振成一个整体了。从局部到整体是个过程，你只要从一到整体，全身气脉就开始通起来了，感觉很玄妙。就像翻山一样，翻过去之后就是另外一个世界。

守玄关要守到什么程度呢？就像刚才那个跑步的例子一样，跑着跑着周围都消失了。在高速公路开车，开得好像车子在空中一样。不知道大家能不能理解，就是说只要专注到一定程度，无处不是窍，无处不是玄关。不一定要守印堂，守任何地方都行。

我们现在搞的DNA检测，从你身上取一个细胞，一根头发，通过DNA检测都可以鉴定出这是不是你的。也就是说我们每一个细胞都是我们的一个化身，都具有神性。所以呢无处不通神。在生活中，处处都可以炼心，处处都可以让你的心回归，就是一个向内走和向外走的过程问题。天下事情没有好坏，它只是借这个机会让你知道是怎么回事，让你内在有一个震撼，然后开始向内找原因的过程。你向内走就能唤醒自己，向外走永远唤醒不了自己。你向内走就可能成为一个匠人，就有可能把工作做到极致，把技术学到极致。你按脚也好，揉腹也好，扎针也好，推拿也好，刮痧也好，种地也好，当木工也好……只要向内走，就有可能让你做到极致、做到最好，在行业里做成标杆。如果你向外走，你会找各种各样的借口，这个字写不好是笔不好，脚按不好是按摩棒不行，所有的借口都是推托之词，因为你没有向内走。

真正的武林高手拈花摘叶都能杀人，他不需要屠龙刀。所以任何行业向内走之后才有可能让自己的内在提升，才可能把一些事情继续做得更好。我们的人生也是如此，比如你想当个厨子，向内走之后才有让自己成为一个好厨子的可能，不要怪锅不好，不要怪火不好，不要怪刀不好，不要怪砧板不好。

健康生活三件事

你想活得健康，想一辈子活得舒服，你可以不用计算机，可以不用会英语，可以不用会开车，但有三件事必须会做。

第一，会做饭，想这辈子过得舒服，你必须要学会做饭。会做饭的目的是让你把肚子喂饱。你的肉体需要三维世界的物质，地气来养它。当你不会做饭的时候，你得求别人帮着做，别人放什么你就吃什么。何必求别人求成这样，完全可以自己干去，其实做饭成本很低，用个酒精炉也能做饭，一罐液化气100块钱，一个人可以用2个月，只要会做饭，你的生活成本会大大降低。你不是想省钱吗？那你就要开源节流，就要学会做饭。你想健康吗？要会做饭。你想漂亮吗？要会做饭，因为吃得好气血足才能漂亮，所以生活中很多问题都和做饭有关系。现在很多年轻人非常忽视做饭，不愿意做饭，最后闹了很多家庭矛盾。

大家好好想一下，我们要学好中医，也要学会做饭。因为把饭做好之后，才能把自己养好，把自己养好之后，发现这样能调和五味，因此开方子的时候更会注意到要调和五味。即使你不想成为厨师，不想成为美食家，但也要让自己吃得舒服些。想吃咸的就多放一点盐，想吃淡的就少放点盐，想吃什么自己做，让自己的生活过得有滋有味。有滋有味是自己给自己提供的有滋有味，不是别人给你提供的有滋有味。

第二，会种地，没有地可种的话可以养一些花花草草。把一颗种子种下去，当种子长成一棵大树的时候，你就是这棵树的创造者。如果这棵树是个小的宇宙，你就是这个宇宙的创造者。我们这个宇宙，《圣经》上讲是"神"创造的，那么你现在创造一棵树，是你种下去的。《圣经》上讲"创世纪"，这棵树需要光带来了光，需要水带来了水，需要空气带来了空气。你这是在创造一个小世界，这里面有很深的意义。所以为什么让你们种庄稼，呵护这些植物，呵护这些生命，你不能照顾好几百个老百姓的身体状况，你照顾一朵花总可以吧。一朵花就是一个生命，就是一个小宇宙。我们每个人都是个小宇宙，都有非常深的意义在里面。

第三，会一种技艺，为什么要学一种技艺呢？就是培养点爱好和兴趣，当个木工也可以，打麻将也行，搞音乐也可以，总之，培养一种技艺。当你没什么事干的时候，可以把你的神专注到一个爱好去。这不是一技之长，就是爱好和兴趣，把你的爱好培养成一种技艺，这技艺不是让你养家糊口，只是给你的"白龙马"搞一个"拴马桩"。给自己培养一个"拴马桩"，不然你的"意"就会无所事事。

大家必须要培养一样"拴马桩"，无聊的时候不要刷手机。现在手机似乎成了全世界人民的"拴马桩"，但是手机里面是个大的花花世界，一进去之后发现能量不停地被透支，被消耗了。所以说要培养一个属于自己的"拴马桩"，让自己非常专注地做一件事情，这样你的人生就很快活了。

? 课堂讨论

记住要专注，你可以做许多事情，可以打麻将，可以抽烟，可以喝酒，可以跑步，可以打太极拳，可以练八部金刚功，什么都可以。但你一定要想你的觉知，你的专注，你的内在，看你内在的起心动念。你在打牌时不要考虑输赢，一考虑输赢就容易出问题。培养自己的觉知力，让自己足够专注。打麻将要像打游戏一样，要及时抽身，打到几点之后就及时抽身出来。在我看来，看病就跟打麻将一样，都需要专注和认真对待。最怕的就是沉迷进去，就是说你入局了，我们人生就怕入局。举个例子，今天我老妈给我打电话说家里正在打板栗，树上的板栗长得可漂亮了，都炸开了。可是家里气温将近35℃，树又高，又出汗，又有蚊子。我说："那就不干了呗。"她说："那么好的板栗，不干了可惜啊。"这就叫入局了。这个板栗打回来3块钱1斤，一天打个100斤挣300块钱，两个老人打板栗累病了得花不止300块钱。这是其一，就是怕入局。第二是这世界上有很多好东西，就像吃饭一样，一桌子好菜，红烧鱼很好，但你吃下去会胃疼，那就不吃了。再好的东西你吃不了就不要吃，再好的衣服你穿不了就不要穿，凡事适合你的才是最好的。

入局之后你想占有它，这个过程中会付出很多代价，所以人生很多事情就是怕入局。前段时间我跟十堰二汽一个生产配件的老板一起吃饭，他种了100亩桃树，结果桃子长得很好却卖不出去。积压了将近有3万斤桃子。他一年做生意赚几百万上千万，这桃子全部卖掉也就几万块钱。看那么好的桃子不摘回来他不甘心，摘回来卖不出去也担心，还得给摘回来的桃子配上大冷库，这就是入局了。最后我帮他卖，我把桃子买了送人，帮他销了几千块的货，他请我吃鲍鱼，我开玩笑说，我给他卖桃子的钱还不够买这鲍鱼的，这饭他请的不划算。他说不是划不划算，我帮他解决的是心理负担。

人生就怕入局，当你入局之后就很累。本来芝麻大个事，说实话他这老板一年怎么都不只挣那点钱，但是他入局之后看那桃子可惜，要摘回来，又要冷冻冷藏，再卖再处理最后发现搞了半个月还没卖掉就焦头烂额。我们"向内求"的目的就是要把这些事情看破，不要入局。

晚上睡不着怎么守窍呢？睡不着时有两个小技巧可以参考。第一个，头颈部后侧，在翳风穴与风池穴连线中点处，有失眠穴，左右各一，用手搓一下气就往上升，然后大脑就不会虚亢。很多时候我们气一生发大脑就虚亢，想睡也睡不着，已经很困了还睡不着，就把失眠穴搓一搓，脑袋稍微静下来就睡着了。第二个，把气引下去，叫引阳入阴。在关元穴部位放一个玄石，先把玄石在水里煮热后放到关元穴上，感到有重量往下压，呼一口气会感觉它在往下压，往下压的时候气就往下收，叫引气归元。就这个简单的原理指导我们在艾灸馆研发了玄石玉环灸，效果好得很。如果你觉得玄石太复杂，就随便找一个重东西，一小袋米也行，一本书也行，只要是带点重量，半斤八两左右的，就在肚脐下方搁着。但是不要太凉，要温温的，搁在肚脐下方，你睡觉时候它就往下沉，你每呼一口气它沉一下，就能帮你引阳入阴。我家床边就放了一块石头，睡不着就搁一下，以引阳入阴。

身体越虚就越不专注，越不专注就越虚。我们"向内求"的目的是先做好手边的每一件事，一定要做到极致。我切菜我就好好地切菜，我擦桌子就好好地擦桌子，擦桌子也能练专注力，擦桌子真能代表我擦桌子的水平吗？能代表就好了，不能代表说明你不够专注。你做到能代表自己的水平了，说明你专注了。很多时候我们做事不代表我们自己的水平，但只要把每一件事都非常专注地去做，你会发现你过得非常快乐，因为你内在很宁静。

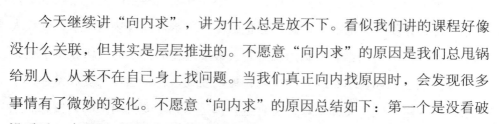

第五讲　放下与破相

今天继续讲"向内求"，讲为什么总是放不下。看似我们讲的课程好像没什么关联，但其实是层层推进的。不愿意"向内求"的原因是我们总甩锅给别人，从来不在自己身上找问题。当我们真正向内找原因时，会发现很多事情有了微妙的变化。不愿意"向内求"的原因总结如下：第一个是没看破没看透，真的看透后你可能就不再执着于这个表象了，所以要看破看透；第二个是不愿意放下，因为你的内心执着不愿意放下；第三个是不知道如何放下，因为你没有找到技巧。

看破看透是前提

今天就围绕以上三个方面，跟大家讲讲。其实这三个话题很大，第一个没看破看透要讲深不容易，因为要破相，佛家说修行要破相，"凡有我相人相众生相寿者相，皆非菩萨"，中医讲同病异治、异病同治也是破相。比方说来一个病人头痛用葛根汤，颈椎不好用葛根汤，记忆力差也用葛根汤，脑萎缩还是用葛根汤，最后来一个长期鼻炎病人还是用葛根汤，异病同治，即破相。因为你把表相破了之后看到了内在的核心问题都可以用一个方子。你不破相的话，干任何行业都入不了门，所以必须要学会破相，破相真的不太容易。

今天围绕破相讲讲，构成世界的本质是一致的。"大道无形，生育天地"这句话很不好理解，因为大家经常"向外求"，看这个花花世界，看这

53

个杯子好,这个玻璃好,这个桌子好,其实它们都是道所演化的产物,归根结底最根本还是道,整个宇宙最初的形成就是能量所致,它慢慢从无形变为有形,佛家称为空,由空转变为色,道家称无,佛家为空,它都是能量从无形转变为有形的相,所以说"大道无形,生育天地",我们看得见的天地,它的背后是无形的道转化过来的。

你说这好复杂啊,你都看不见听不到,你咋知道是无形的道转化过来的呢?但确实是这样的,所以老子说:"吾不知其名,强名曰道。"我也不知道怎么形容,就称为道吧。道是什么东西呢?"水善利万物而不争,处众人之所恶,故几于道",老子认为想来想去最接近道的样子的大概就是水吧,因为没法描述。你看水可以变成冰块,可以变成雪花,还可以变成茅台,变成茶,变成水蒸气,变为云彩,所有这些都是水分子变化出来的,核心的东西就是水分子。

我喝了一大口茶,你说这是特别好的普洱茶,其实喝的大部分是水;他喝了一杯茅台酒,你说好酒啊,3000块一瓶,其实大部分是水;天上飘的云彩好漂亮,主要成分是水;尿90%的成分是水。所有的事物本质是一个东西,只是表现形式不一样,是我们给它附了太多东西,这就要求我们要去看它的核心。看到它的核心叫破相,找到本质后,你才发现这个世界很好玩,因为水可以变成冰块,可以变成雪花、云彩、茅台酒、茶,都可以变。当你会变的时候,空中生妙有,可以化腐朽为神奇,可以把道转化为德,过程非常有趣。

其实我们一辈子学的是什么?就是学怎么变化的问题,就是变。只有你看破后才能学会变,如果你不看破的话你只是看别人在变,别人变化的时候你说真是好,再变你说更好,其实都是一样的,变了个花样。一切万物皆由道化生,就像衣服一样,其实就是块布,你是个裁缝的话,可以变出很多款式。你掌握变的原则后也可以变成各种各样的东西出来,你要有一双妙手,就是变的妙手。妙手是大脑指挥的,所以一定先要看透,然后才能去变。

能放下在于由德感知道

人生所学之技，都归属于道和德的旋转和变化，道是本体，德是显化。说这个人讲道德，什么是道德？刚才讲"大道无形，生育天地"，天地最原始的本是道，天地万物是道，道是本体，德是显化，是相。破相就是破德，不要执着于德，德只是表象，明白没有？这很重要。不要执着于表象，前面讲破相，当你真正能破相之后，由德感知道时，你就会慢慢放下。

不再执着于表象，当你执着时你就贪求了，眼耳鼻舌身意对应色声香味触法，这些东西全是表象，它背后就是道。当把它转变到道的层面时，你便知道万物是一体的，天地万物是完全相通的，你可以做到"和其光，同其尘"，若能做到"和其光，同其尘"，你就是得道之人，与天地万物融为一体。这很难，不是一般的难，要是做到"和其光，同其尘"，你的感觉是非常微妙的，到那一步不容易，估计没几个人能做到这一步，但依然要有梦想。

我们要做的事情是由德破相，找到根本，因为只有找到根本你才能放下，真正地放下。不就是一件事情，有什么可执着的？举个例子，现在网上有一个品牌的回形针卖2000块钱，而普通的回形针，文具店里只卖5毛钱。有些人钱多烧得慌，花2000块买一盒回形针，以示自己生活的品质感；而老百姓仅花5毛钱就可以买一盒回形针，用起来效果其实是一样的，但因为贵的回形针附加了品牌价值，你便被忽悠进去了，这些消费品在德上做了太多的文章，是演化出来的相。所以当你找到本质后你会发现生活很简单。

研究透易的规律，便不再执着于道

道向德转化、德向道转化就是易，《易经》的易，是变化的意思。我们要学的是怎么样转化成德相。比如说这个房子，不管多么漂亮，它都是由砖、钢筋、水泥、沙、混凝土、石子等构成的，基本元素都是这几种，再好的房子都是一样的，十堰这么多房子基本元素都差不多，但为啥基本元素相同，但房子的外形和质量又不一样呢？因为易，转化的易，变化是有规律的，有技巧的，所以同样是砖、混凝土、沙、钢筋，它可以建出一幢非常漂亮且实用的房子，如果变化的易不符合规律，则可能建出一幢随时可能倒的房子，或者不符合风水、不符合使用原理的房子，住着不舒服。房子住着舒不舒服就是要符合道向德转化的规律，规律很重要，规律是我们需要研究的东西，把规律研究透之后你就不执着于德也不执着于道，因为你知道这只是个变化而已，随时可以变化。

真正的好木匠家里没有华丽的家具，为啥呢？家具是自己做的，想咋做咋做。我曾经到一个木匠家里吃饭，椅子都是一个大木头垫一个垫子，我说看着很时尚。木匠说不就是一个椅子嘛，能坐就行了。他已经不再关注表相，你要他做，他3天可以做一个非常好的椅子出来。但是因为他已经看到本质了，本质的功能是用，只要能用就行了，所以他自己家的椅子很简单。当我们执着时，要红木的，要杉木的，要求各种各样的木材，各种各样的形式，已经背离了本质的用。要真的向道和德靠，就要越活越真，去追求德、用，而不是追求形式。

由道向德转化是我们要研究的问题，跟人一样，我们要明白人的运作原理，有形的肉体称为阴，背后无形的气称为阳。气是怎么产生的，如何濡养我们身体，阴和阳怎么相互推演怎么运作，这个原理搞清楚后，治病就容易了。琢磨这两块是怎么转化的，这就是我们要掌握的易。

《易经》是经典中的经典，位列群经之首。孔子在晚年时曾感叹，如果能早点研究《易经》就好了。《易经》就是研究道向德转化的规律性，这一主题在全人类中具有普遍性。爱因斯坦一生都在探索宇宙是如何形成的？宇宙的变化是随机的还是有规律的？中国的《易经》实际上就是研究转化的过程，我们中国人已经研究得很清楚了，这是非常了不起的。

我们中医呢？也把人的有形无形的转化研究得很清楚了，我们讲"大道无形，生育天地"，即怎么转化的问题，有《易经》的指导，怎么转化研究得很清楚。人是个小宇宙，我们一直在研究它怎么转化的，如果用很接地气的话来讲，中医的生理学便是宇宙的生理学。

道与德的关系

道为体，定为阳，德为用，定为阴，阴阳相互转化，道德相互转化。具体而言，水是有形的，如饮用、泡茶、酿酒、洗衣、冲马桶等都需要水。然而，这水从何而来呢？实际上，无论是从地下井中汲取、湖中抽取的，还是从水龙头放出的水，其源头都是来自天空的水蒸气。如果没有降雨，所有的水都会枯竭。天空中的水蒸气是无形的，是属阳的，而地上的水则是属阴的。我们观察所有的水，实际上都是无形。例如，我们无法精确描述云的形状、大小、密度、长度、宽度、高度和颜色等特征。这种无法用科学精准词汇描述的现象，就是道。道可以转化为水，这相当于道转化出的德来滋养我们。换句话说，道可以通过转化成为有形的水来展现其德。

当云转化为水时，是非常具体的，看得见摸得着的，而空中的水蒸气是看不见摸不着的，这是无形向有形转化。我们身体也是从无形向有形转化，我们能说话是因为人体内有气，当没有无形的气时就没有力气说话了。一定要透过现象看本质，透过表象看里面，一定要有这样的思维模式，这就是"向内求"，不要说"向内求"不科学、不高明，其实"向内求"才是真正的科学、真正的高明、真正的提升，而"向外求"则会被外面花花世界迷惑住。

眼前这个杯子很好看，对面和旁边那几个不同款式的杯子也很好看，变来变去，其实本质都是一个东西，都是装茶的。明白这个关系后，你便知道我们要做的事情就是要真正体会道的存在，要去感知这个道，当你慢慢"向内求"时，慢慢体会体内无形的气时，慢慢向道靠近时，你便慢慢发现这个世界不一样了，你不再执迷世界各种各样的所谓的美好，当本质是一样时，你吃啥都可以，吃饱就行；穿啥都可以，保暖就行。当你不再执着于外在的东西时你的内在就提升了，不会去把头发染一染、烫一烫，眉毛画一画，皮拉一拉，鼻子垫一垫，这些都要花很多冤枉钱。当把内在的能量放在外面体表时，内在就越来越空虚，过得非常物欲，整个人被外欲控制了。当把内在能量收回来时，虽然你穿得很朴素简单，吃得很简单，但你内在能量很强大。"向内求"，过简单点，让自己内在强大起来，那么你就更容易战胜疾病。

可能还有人不明白道和德的转化，因为这确实不好讲，老子也不好讲，他用水做比喻。再举个例子，假如面粉就是道，通过放水、和面，揉一揉可以变成面条，也可以做成馒头，再一炸变成油条，还可以做成大饼，所有这些都叫面食。我经常叫病人回去不要吃面食，因为体内湿气太重，结果病人不吃馒头了，改吃面条了。他始终执着于表相，而我们要看到核心问题：面食，它可以转化成各种各样的相。

面粉向馒头转化时需要一双巧手，有人把馒头做得很好吃，形状也很好看，有些人做得不太好看，但不管大小好看与否都是面食，做得好看或不好看，在口里嚼碎吃到胃里都变成黏黏糊糊的东西。假如这个馒头做得像花一样，那个做得不太好看，你可以拿好看的，为啥？因为我们人类就执着于相。但其实都是面食，随便吃无所谓好看难看，本质都是面粉。色香味再好，你不能吃面食就是不能吃面食，吃了会增加痰湿。如果越来越"向内求"，发现看问题越来越回到本质上去，不再执着于追求表相了，这就是由德向道转化的过程，破相的过程。

当完成这个转化时，才能真正地看清你的身体需要啥。有钱的可以穿品牌衣服，没钱的可以穿普通的，有钱的可以把馒头做成各种花样，没钱的吃馒头吃饼都可以，你要是为了显示身份非要花2000块买个回形针就买呗，我花5毛钱买的照样可以用。活在这个世界上要慢慢向内靠齐，才活得更加自在，活得本真。

每个人看问题角度不一样，假如一碗面条放在这儿，不同的人看到的都不同，通过一碗面条就可以透视人生境界。什么意思？张三看，这是面食；李四看，这是面条；王五看，这是一碗精美的面条；还有的人想这是谁吃的。每个人角度不一样，看问题就不一样，其实最核心的、最本真的就是这是一碗面食。因为每个人角度不一样，理解不一样，所以方式、结果是完全不一样的。一张桌子8个人吃饭，服务员问来什么主食呢？张三说来点面食、米饭都行，其实选择面食或米饭是追求本质；另外一个人说来点面条或包子，或者是面条、花卷，他要求的是相了；还有人说搞一大碗，他追求量去了；还有个人不说，首先给领导挑一份，领导先吃，就是领导吃不吃面食无所谓，好不好吃无所谓，这是礼貌问题。

追求面食或米饭的人，在道的层面，往下面看追求形式了，面条或包子，在德的层面，再往下，大碗装还是小碗装，再往下层面，讲礼貌了，先给领导上，不管面食什么的，喜欢不喜欢吃，身体合不合适吃。《道德经》有句名言：失道而后德，失德而后仁，失仁而后义，失义而后礼。如果我们不注重道的层面，就开始注重德这个层面；如果我们不注重本质层面，就开始注重相的层面。当我们将礼视为重要的事情时，就没有注重前面的道和德。道和德是一个层面，仁义礼是下一个层面。在人类社会中，仁者无敌，勇者不惧，智者不惑。以仁为主，实际上在它之上还有道和德这两个更本质的问题。如果我们失去了道和德，而只以礼作为处世原则，那么就会把道和德忘得一干二净。

举个例子，很多人给我送茶或其他东西，其实我都不需要，都放坏了，包括很多人送零食，我虽然不喜欢吃这些东西，但不能拒绝，毕竟人家的心意是好的。处世时，世间法，仁义礼智，但真的要超越世间法开始修行提升自己时，还得向道和德靠齐，吃饭时是考虑吃面食或者别的，碗的大小无所谓，味道是次要的，主要是先定好是面食。当一个人处处以巴结领导、上司，以礼行事时，已经失去道和德，失去了个人原则，失去了自我的本真，啥都没有了。来到这个世界上，就要追求最本质的东西，这样活得才越来越有意义。

某件品牌衣服，20 000块；另一件普通衣服，棉的，200块，其实穿在身上一样的，都是挡寒的东西。如果没看到本质，很多人追求20 000的，辛辛苦苦好不容易一个月攒了20 000块钱花出去了，只为衣服穿得好看些，其实200块钱的衣服效果也差不多。和刚才讲的回形针，2000块和5毛钱一样的道理。

有些人觉得"向内求"、破相，生活会变得没有意义，这种想法其实很有问题，当你"向内求"、破相时，生活成本会大大降低，而且省下来的时间和金钱可以用来去做更有意义的事。我脚上这双鞋没花钱，是我妈给我做的布鞋，它的功能已经足够了。看到本质后，只追求舒适。当你看到万物一体时，无所谓干净和脏，不垢不净。

看清本质，不被虚浮所诱惑，逐步走向道

"道生一，一生二，二生三，三生万物"，这是道家的哲学理念，强调了世界的生成和变化。海螺的旋转方式也符合《易经》的原理，这表明了天地造物具有一定的规律性。结合《易经》和中医学的观点，我们可以深入探究这个规律，进一步了解为什么某些事物被认为是好的。这是因为它们的变化符合《易经》的原理，具有一定的规律性。通过反复验证和推理，我们可以逐渐掌握道向德转化的规律。

然而，许多人并不懂得这个规律，他们胡乱操作，背离了正确的道路。如果我们能顺应规律行事，生活也会更加舒适和自在。比如阳气从下往上升到大椎穴，大椎是所有阳经交会的穴，是非常重要的穴位，需要保暖，穿衣服需要把它给护住，如果没护住，一受寒则所有阳经都会受寒，人就容易得病。研究中医也是研究规律，如果穿个露背的衣服吹空调，过来和医生说脖子僵硬，头昏脑胀，这叫背道而驰，你违背了身体阳气运行的规律就会得病。我们要学的就是研究内在的规律，然后按规律行事，就会活得越来越健康，过得越来越滋润。

人类与自然万物是相互联系的。通过反复观察和推理，你可以发现身体和外界的相似之处。这样逐渐推演下去，你会发现越来越多的有趣现象。在天地间的万物中，每一件事物、每一个细节都非常有意义，因为它们都是遵循道向德转化的规律。即使是简单的一盘菜，其中也蕴含着规律，符合大道的原则。这就是我们要学习和探索的，掌握这些规律就能成为得道之人。虽然不能呼风唤雨，但至少可以在家中舒适自在地生活。

讲了半天有人还会说放不下，欠别人100万，孩子上学成绩不好，老公生病了，都放不下。其实放不下最终也得放下，经常听到一句话，你来地球上是一个人来的，赤条条来到地球，走的时候也是一个人走，别人陪不了，总得放下。如果能够"向内求"的话，就不枉你来世上一回。"向内求"你就会活得更自由些，生活过得更舒适些，哪怕一杯茶，也喝得更健康些，这是规律研究出来的。

如果实在放不下，你说本质看不到，那就先学会放松，就像手抓着一块饼，"我真的放不下"，那你先放松再放松，一放松自然就放下了，在你放不下时先放松，头部放松，脖子放松，两肩放松，两肘放松，两手放松，前胸放松，后背放松，两胯放松，腹部放松，膝盖放松，腿放松，全身放松，躺到床上，从头到脚默念放松放松，慢慢你身上所有的紧张都舒展开来了。很多人气血运行失常，肝上有火，肺上有寒，肺上有热，肾上有寒，胃胀，都属于通道堵塞了，这时通道是有压力和张力的，当你放松时，压力就会从高压向低压转移，自动运行，寒热对流，虚实互补，一个放松就能治疗很多病。有的人口苦得很，但是脚凉，口苦说明肝上有火，脚凉说明肠道有寒，当小肠寒时脚就凉，一放松肝脏的压力就释放出来，一放松脚就开始冒汗，就好了。放不下要先学会放松，气功也好，太极拳也好，站桩也好，瑜伽也好，起势都是放松，放松之后自然体内就开始运转。学会放松，感受大道，和其光，同其尘，与万物一体。

结语

今天分享的主题就是要学会看破相，体会道，由德向道转移，人世间以人为本，仁行天下，但是我们自己的内在，还是要向道看齐，要破相追求道，追求本质，活得更真一些。

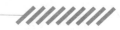

道是什么

现在流行一句话，叫"三观相同"，三观指的就是世界观、人生观、价值观。人没有一个正确的三观，就过得比较痛苦。前面讲的破相也是，要构成正确的三观。大家读过《清静经》没有？大道无形，生育天地；大道无情，运行日月；大道无名，长养万物。就这三句话已把道的功能讲清楚了。大道无形生育天地，整个天地是大道转变而成的，你说我咋看不见道呢？你是看不见，我也看不见，道是什么东西呢？没法描述，只有你证道后，到那个层次后才能感应到，但感应到却没法用语言描述，就像我们形容水蒸气一样，它存在，可以描述吗？没法描述。我们身边很多东西都存在，但没法描述。手机的电磁波、电信号可以描述吗？没法描述，存不存在？存在。在阅读《清静经》时，如果你对这三句话有所疑惑，那你可能对整个内容都不相信了。所以为了解决这个疑惑，我们首先需要对这些话持肯定的态度，认为它们是正确的。正如油条、馒头和包子都是由面粉制成的一样，天地万物也是由道构成的。然而，与面粉的例子相同，我们无法直接看到面粉，需要通过观察油条等食品来推断面粉的存在。因此，我们需要在认可这些话的基础上，努力去求证它们的真实性。只有当我们真正认可这些话时，我们才能继续探讨它们背后的含义和故事。

道是什么东西呢？没法用语言描述，现在有一个比较流行的词汇"能量"。构成这个世界的本质是能量，看不见摸不着的能量。《心经》上讲舍利子，中医上叫精气，古中医学说认为构成这个世界的本源是精气，天地万物都是精气构成的，或者说是道构成的。精气也好，道也好，都是能量构成的。

万物一体

按上面所讲的内容理解时，你会对这个世界产生新的感觉，杯子是精气构成的，笔是精气构成的，桌子是精气构成的，我呢？也是精气构成的，我们之间有没有什么差别呢？再非常非常细微地看，没什么差别。只是聚合的密度不一样，程度不一样，表现形式不一样，就像面粉可以做成馒头的形状，也可以做成饺子的形状，只是形式不一样罢了。当你相信这个东西是正确的，结论是万物一体，所有的东西都是一个整体，这样的推论就能接受了。那个是精气构成的，这个也是精气构成的，天地万物全是精气构成的，万物一体，它们是一体化的。不存在我是独立的，他是独立的，其实我们中间还有很多的交叉，你们和我之间也是一体性，所有人类都有一体性，所以佛家讲：凡有我相人相众生相寿者相，皆非菩萨。因为菩萨看到了这一步，他证到了万物一体，没有分别心，没有相的差别了，这是你，这是我，有你我差别，叫有我相，也叫人相。我是人，那是狗，人和狗有差别，他看到人和狗也是一样的，本质是一样的，叫众生相。桌子可以称为寿者，放个十年八年一百年不会坏，石头也是的，叫长寿相。他证到万物一体，全是精气构成时，才知道世界是这样的，但是现在我们看不到，证不到，佛家也好，道家也好，他的经历都是这样记载的，我们也假设是这样的，这样可以解决很多烦恼的问题。

很多问题我们纠结的是相，执着吃油条不吃包子，执着穿品牌衣服而不愿穿普通的衣服，执着于这些相。当证到假设的是正确的时，看它是不是那样的，就好办了。就好像说手和脚是一体的，有人说手就是手脚就是脚嘛，稍微聪明一点就明白，手和脚都是肉体长出来的东西，假如有一天，你的脚被桌子压住了，你的手会帮它吗？会。脚被桌子压住了，疼得好厉害，你说跟手没关系，为什么没关系呢？除非是傻了。你感觉到疼，本能反应是要把它搬起来，你的手要去帮脚，因为手和脚是一体的，当你证到一体时，叫大体同悲。当看到别人悲伤的时候，你自然会产生怜悯之心，就像脚被压了你产生同情心要帮它，兄弟如手足，大家都是一体的。看到植物干得要死，不行，要浇点水，因为你跟它是一体的。

有些人在修行方面看似做得很好，可实际上什么样子，你只需去看他们是否为屋前屋后的植物浇水，是否呵护好了厂房的花卉，因为这些植物和人是一体的。如果植物快要枯死了，这个人根本就看不见，或假装看不见，这就是分别心，还没有修到悲悯的境界。作为一名医务工作者，或者从事救死扶伤岗位或医疗相关服务行业的人，你自然会对别人的痛苦感到同情，这是修行的基本原则。修行修得好不是说修得自己孤家寡人一个，自己越来越厉害，而是要让自己成为一个有觉悟的人，越来越有感情。修行应该超越冷漠和自我为中心，达到觉而有情的境界。当你觉悟到万物一体时，你自然而然会有情。这种情不是刻意的，而是自然而然的，就像手会帮助脚一样，因为你与我是一体的。

我现在用鼻子呼出的二氧化碳，散开，又通过你的鼻子进入你的肺里，你们呼出的气又进入我的肺里，时刻在进行交换，谁也不可能把自己独立起来，不呼吸空气，那很快就会死了，我们时时刻刻在进行交换，空气、水都在交换，这是最粗浅的常识。还有非常精微的，看不见的能量的交换。我在讲课时，我的思维意识正在跟你们进行交换，这是看不见的精微物质交换。当本体是一致时，人与人的区别其实不大，不要觉得他是世界首富而你是捡垃圾的，他也只有五脏没有六脏，他有六腑你也有六腑，他身上有多少块骨头你身上也有多少块骨头，他不会比你多两块骨头，人跟人相比，差别不大，再怎么分也还是人。如果你成为佛、菩萨时可能比他高几倍，但你可能在世上也待不住了，活在地球上的人都差不多的，我认为能活在地球上的人，不管老人、小孩儿，领导、世界首富、石油大亨，都是差不多的，都有五脏六腑，都需要喝水、呼吸空气，整个生命意识也差不多。当本体是一致时，再看周围一切，差别在我们的思维意识，肉体上是一样的，但意识不一样。同样是毛笔，有的人可以写出非常好的毛笔字，有些人只是涂鸦。从肉体看差别不大，但从精神意识层面看差别很大。我们与动物的区别呢？也不大，从肉体层面，从精微层面看都差不多的，动物从非常精微层面看，跟我们同样是一体的，但它们的思维意识没有人类的脑袋那么发达。我们的肉体跟植物一样，只是个生命体，植物会死，我们也会死，但差别在意识这一块儿。

学会爱自己

每个人都是个独立的小个体，外面是大的宇宙，经常讲天人相应，外面大的宇宙和身体这个小宇宙是一一对应的。中医切脉时说你这个脉偏浮紧，是受了寒，当外界环境变化时，我们体内会有反应，风、寒、暑、湿、燥、火对我们身体都会造成影响，个体和外界时时相通。我的思维意识在能动地反作用于我的肉体，每个人100多斤肉体里面有一个"我"存在，即思维意识的存在，它能够正确地反映我们肉体。肉体中其实还有很多生命体存在，口腔里和肠道里面有大量细菌，胃里有幽门螺杆菌，身体有无数个细胞、细菌存在。

我的身体中有很多生命意识存在，我的意识在能动地反作用于我的身体让它更舒服一些，相当于我在负责几十亿甚至上百亿生命体的状态。

不要觉得人只是一个生命体，其实人身上有很多生命体存在。当你真的爱自己时，其实你不是爱你自己，而是爱你身上的很多生命体，你们是一个整体。整个全人类是个命运共同体，一个小我也是一个命运共同体。当你因为欲望而不去关心你的肉体时，其实你残害了很多生命，你说你是修佛的，不杀鸡不杀鸭啥都不杀,其实你没想过,当你生一场闷气时,身上死了一万个细胞;你喝了一瓶冰水,身上又死了一千个细胞;你熬了一周的夜,身上又死了许多细胞,最后把身体搞垮了,整个体内菌群失调,腹泻导致肠道功能紊乱,其实你已经把身上很多小的生命共同体伤害了,就像把一个小的"国家"灭了一样。其实爱自己很不容易的,不要觉得让自己吃好喝好玩好就可以,其实不是的,不要只把你的身体当成肉体,你要兼顾几十亿个生命体。当你从这个高度看自己的话,你发现你对自己付出的关心就像一个神在照顾世人,神的光辉在照顾着自己,爱自己不自私。

会爱自己,才会爱别人

怎么爱自己,这很重要。一个连自己都不爱的人不可能爱别人,你说我是在爱他,是在帮他,其实你是在控制他。我们经常说"我是为你好",你这是在控制别人,而不是在关心别人、爱别人。假如现在你胃很疼,我让你喝一杯辣椒水,说我是为你好,你喝吗?你肯定不喝,你不舒服肯定不愿意喝,很多时候我们说"我是为你好",是带控制性的,是强加给别人的。学中医研究最多的是找到身体本能的需求,让自己内在所有的细胞、五脏六腑保持一个愉悦的状态,让自己更长寿。研究体内的运作模式,这也是从道向德转化过程的模式。当你学会爱自己时,然后再反过来关心你周围时会发现不一样了。首先爱自己然后再爱别人,因为这个世界,万物是一体的,相通的。

熬夜看手机也好,看书也好,加班也好,都会让你身体里消耗了大量的能量,牺牲了体内很多的生命体来满足你各种欲望,当你熬夜到凌晨3点睡觉,早上起来腰酸背疼头昏眼花的时候,你才知道你身体因为消耗了很多能量而出问题了。

现在很多女性穿露腰、露肚脐的衣服,腰背部有个穴位叫命门,肚脐的中央为神阙。命门是生命的门户,当腰部的命门受寒后会伤肾,会腰疼;寒从肚脐进入后，整个腹部脂肪会变硬，使整个肠道功能出问题，长期穿露脐露腰的衣服的人生育功能会下降。想一下穿衣服究竟是满足身体的需求还是满足对美的追求，还是满足让别人多看你一眼的需求。当你以牺牲身体的代价来博取外界的眼光和赞美，好好想想，你真的爱自己吗？现在很多女性痛经时腰都是凉的，痛经已经是腰寒、宫寒、下焦虚寒了，这时还穿那种衣服，她没有遵从身体的呼唤，她在以牺牲自己身体的代价去满足自己的欲望。而我们"向内求"就是找自己内在身体的呼唤，不是"向外找"为了让别人说这件衣服好看。

有些人穿的裤子是六分裤、七分裤、八分裤，当裤子没有把脚踝护住时，脚踝受寒，而脚踝没有肌肉，凡是没有肌肉的部位抵抗力都比较差，有肌肉就有气血，脚踝内踝外踝都没有肌肉保护，这个部位就容易受寒受湿，人体的足三阴经、足三阳经都从这儿经过，若受寒时足三阴经、足三阳经都不通就会得大病。今天晚上睡觉前大家可以把脚踝搓一搓，搓到发热，把足三阴经、足三阳经通一通。

如果感觉身上到处不舒服，可能是因为脚踝这块凉冰冰的，你摸一下，如果脚踝凉冰冰地摸着不舒服，把它搓搓就会好转。所以爱自己需要懂自己身体需要啥，这才叫真正的爱自己。就像养小孩儿一样，我的小孩儿喜欢啥需要啥我给他啥，才叫真正地爱他，而不是我觉得这个牛奶有营养便叫他每天早上喝两大罐，我觉得鸡蛋有能量有营养，给他每天吃几个。如果孩子消化不了这么多蛋白质，反而会生病。我们要从他的角度看，看他需要啥再给他啥，爱也需要智慧。如果没有智慧的话，容易好心办坏事。很多时候我们认为爱是关心是为他好，结果都好心办了坏事。一定要从自己的身体角度去看自己需要啥，把自己照顾好。

你真的爱自己吗？这个问题值得深思。许多女生在大街上穿着露脐装或洞洞装，自认为是时尚与美丽的象征，然而，这并非真正的自爱，而是对欲望的满足。这种穿着并未体现对自身的关爱，而是被外在的虚荣所驱使。当我们真正关心自己、爱护自己时，就不会盲目追求这样的装扮，而是会考虑身体的真实需求。

穿着的基本功能是为了遮羞、保暖和避免邪气入侵。如果一件衣服连这些基本功能都丧失了，那么无论它多么昂贵或是什么名牌，都已经失去了它存在的价值。同理，手机的主要功能是通话与通讯，如果失去了这一基本功能，那么它便不再是手机，而仅仅是一个玩具。

如今，许多人选择穿着暴露或带有洞洞的服装，这样的打扮可能看起来时尚，但长期下来会对健康产生不利影响。比如，穿着露膝盖的裤子，当膝盖受寒时，不仅容易患上鼻炎、头痛等局部问题，还可能引发全身的不适。这是因为我们的身体是一个整体，各个部位之间是相互关联的。当某个部位受到损害时，其他部位也会受到影响。

因此，当我们做出某种行为或选择某种穿着时，应该思考它是否真正符合我们的内在需求，是否能让我们的身心得到真正的愉悦和满足。如果只是为了迎合外界的眼光或评价，那么这种行为可能是不值得的。

你真的爱自己吗？把自己一天的行为方式，早上起来吃饭、看书……把一天的过程全部录下来，录成一个24小时的电影，回放并观看自己一天的生活，你会发现我们不是在爱自己，而是在为欲望而奔波。你们拿相机在马路边上把所有路过的人拍下来，再回放，看他们的面部表情，看他们的走路姿势，然后推断他们的心态，看多了便发现很多人不会笑了，都是匆匆忙忙地在奔波，表情都没有透发内在的愉悦感。那活着干啥？难道让自己痛苦一辈子吗？表情这么凝重。

爱自己的行为方式能让内心愉悦、内在能量提升

几年前，一个女学生到外地去，那时她心情不好，跟我道别时，穿着露背的衣服，当时我跟她说："在这儿待了两三年，天天讲中医，切脉，穿衣服要避风寒暑湿燥火，你看你走之前穿的衣服，这样不白学了几年吗？"她说的话我记忆犹新，她说："老师你说得都对，但是我的心情不好、能量很低时我稍微穿一些我认为漂亮的衣服时，我感觉能量好像提升了一点点。"女性打扮漂亮一点好像精气神足一些，我以前一直忽略了这个问题，她在通过打扮调她的神，神更愉悦些，当神愉悦了，她底子就好，就能扛得住风寒，也很好。说明什么呢？如果穿着打扮，饮食起居，所有行为方式，能让自己从内心感到能量提升的话，就可以这么办。如果同样的事情你是为了迎合外面的世界，迎合别人的目光、评论的话，这是"向外求"，那么这种行为就不对。如果一件事这么做你的心很安定，让你感到很愉悦，感到精气神很足，那怎么做都可以，但如果是为了取悦别人，最好别做。

有些人穿高跟鞋，回家后腰酸腿疼，发现这并不能让自己舒服，是迎合了别人的眼光，所以一切要从自身出发，"向内求"。当你真的学会从自身出发，关心自己内在的感受，你做任何事内在才会健康，会成长，你身上所有细胞都会得到滋养。同样是喝水，张三喝了健康，李四喝了不舒服；同样是穿七分裤，张三穿得很健康，李四穿了得病了，一个是表象，一个是向内求，结果是不一样的。

今天我想把它再提升一个层次，你真的爱自己吗？并不是说不该穿裙子、船袜、高跟鞋，而是从你自己内心评价，看这件事是否能让内心产生愉悦感，你是在"向外求"还是"向内求"。女孩子去见客户，能量不够，感到很虚，她就去烫头发，烫完后感到很自信、精气神很足，这是增加自己的能量。如果只是让别人多看你一眼，这是在消耗自己的能量。但从医生角度讲，短期偶尔涂指甲油可以，但长期涂指甲油，肝脏热量散发不出去，会感到很烦躁。人体从精微层面讲就是一团能量，当你把注意力放到体表，关注穿着打扮、烫头发这些外在形象时，能量就流失到外面去了，能量在外面越多，里面就越少，里面越少，疾病就不好治。

比方来了一个癌症病人，如果她染指甲、烫头发、穿得花里胡哨，双目都没有神了，这就不好治了，因为她把最后的能量都放到外在去了。能量的分配，比如10块钱，你外面放了9块钱，里面只有1块钱，这1块钱养五脏六腑很吃力；外面放1块钱，里面放9块钱，这样能量够了才养五脏六腑。所以要想身体好，首先得把能量收回来，把注意力收回来。

最本能的"向内求"是听从身体的呼唤

真正的爱自己是非常有讲究的学问，要学会听从自己身体的呼唤，学会听从自己内心的声音，学会穿学会吃学会喝，学会与自己沟通，这是个非常大的话题。学着跟自己的内心世界沟通，让自己各方面都真正地爱自己，这样你会活得很健康，因为你把这几十亿个生命体照顾得很好，你是身体这个小宇宙的神，用神一样的智慧把这个小宇宙照顾好后，你可让会发现别人的穿着打扮、吃喝有问题，你可以跟他说"不能这样吃，不能这样喝，不能这样做，会得病"，这就是反过来帮助别人，渡己渡人。

爱自己不容易，要学会听从内在的声音，尝试跟自己的内在沟通。听从身体的呼唤，当身体很累了，该睡觉了，这时你就睡觉，不要撑着去喝咖啡、绿茶，这样会对身体造成伤害。

不要把"向内求"说得太高大上，其实最本能的"向内求"就是听从身体的呼唤。假如大便憋得难受，你在听领导开会，会议才开始，正在谈重要的话题，你是听从身体的需求，还是听领导开会？你可能会想这个会议很重要，再忍会儿，但大便憋着可能会把自己憋得很难受，还会增加体内毒素的吸收，所以应遵从身体本能的需求，该上厕所就上厕所去，"领导，对不起，我上趟厕所去"。听从身体本能的呼唤，你的身体才健康，才能当家作主成为君子。

我们肠道有大量的生命体存在，不要觉得你的思维意识，你这个"我"就作用于你的肉体，其实你是比较高级的"神"，你喝水吃饭后，其他生命体都能得到滋养，你在统管很多个生命体，从这个高度看肉体的话，会发现你的境界就不一样了，你是你身体的守护神，同时也是你体内所有生命体的守护神，你能管好自己几十亿的生命体，然后再向外看，去照顾更多的人。

人一辈子不要搞得太紧张，修道也好，修佛也好，念经也好，打坐也好，要真常之态，要活得真实，不执空，不守寂，还有一个觉有情，就是当你觉悟后，不是成为一个孤家寡人，越修越冷漠、孤单，而是先把自己照顾好，再感同身受地去照顾别人。人生如戏，先学会和自己玩，成为玩家，开开心心玩一辈子，但不要沉迷，一定不要愁眉苦脸、苦大仇深的样子，一辈子过得累死了。什么是"向内求"？是看你内心是不是如如不动，是不是内心感到很宁静，这很重要。

修行并非完全依赖静修或执着于空灵境界，而是需要适应各种情况。最核心的是要保持有情感的状态，避免将自己修炼成冷漠的石头。相反，应努力修行菩萨心肠，关注众生的因果报应。当修行到一定境界时，会明白众生畏惧的是果报，而菩萨则更注重因缘。一旦修行达到一定水平，看到人们所做的一切可能产生负面后果时，就有责任教导他们。这就像医生长期从事医疗工作后，看到别人穿船袜会生气，因为知道这样做可能导致疾病。因此，应该从根源上、从因果关系上着手解决问题，而不是仅仅处理表面现象。有情感地帮助世间所有生命体，才是真正的修行之道。

结语

总结一下，第一，要承认道的存在。第二，假设万物是一体的，因为有道的存在，万物都是道的化身，即万物一体。第三，要试探性地去感受你和周围人都是一体的，可能不会马上到那一步，不过慢慢就会明白了。第四，学会爱自己。第五，在爱自己过程中你会接受很多知识、方法，然后你再去爱别人，如果不会爱自己，不知如何去爱，还想去爱别人，相当于本末倒置。一个中医，首先把自己调理得很健康，知道怎么样吃怎么样喝才健康，然后再把方法传给别人，爱别人。

我们讲万物一体，与体同悲，这是人与人之间一种心灵的共鸣。既然万物一体，脚出了问题手要帮忙，不是脚被石头压住了快流血了，手还舍不得帮它，那不叫万物一体了，叫手足相残。在人世间有时候看着是在帮别人，其实也是在帮自己，为什么呢？手足是一体的，帮脚就是帮我，帮手就是帮我，这是个整体，核心的东西就是道。当我们思想在道上时，做任何事情都是围绕道在做的。现在大家觉得不好理解就先相信道的存在，相信我们每个人都是道的化身，相信我们之间有能量和信息的传递，然后不断去努力。

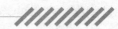

今天我们探讨一个常被人们提及的话题：一切都是最好的安排。我们经常对自己说这句话，以让自己有勇气去面对生活中的困难和挫折。然而，我们真的理解这句话的含义吗？它是否真的反映了事实呢？当我们在马路上跌倒扭伤了脚，或者被狗咬了，我们会自我解嘲地说一切都是最好的安排吗？这样的安排真的对我们有益吗？我们是否只是用这句话来安慰自己来应对当时的痛苦？同样，当我们面对孩子不听话让自己生气，或者自己身患重病时，我们也会无助地说一切都是最好的安排。但是，这真的是最好的安排吗？或者只是我们自我安慰、自我欺骗的方式呢？

要理解这句话的真正含义，我们需要深入探讨其背后的原理。就如同需要理解汽车发动机的工作原理才能有效驾驶一样，我们也需要理解生活中的"发动机"，以正确面对人生的挑战。如果我们不能理解这个原理，那么我们对"一切都是最好的安排"的理解将停留在自我安慰和自我欺骗的层面。实际上，这句话的真正含义是告诉我们要"向内求"。它敦促我们要审视自己的内心，理解自己的情绪和行动，而不是一味地向外寻找原因。今天，我将与大家深入剖析这句话的内涵，希望能够帮助大家更深入地理解这个道理，从而更好地面对生活中的挑战。

所有的存在借助六根刺激感知，只为让内在觉醒

假如有位植物人，我们想把他唤醒，怎么办呢？可以给他针灸，掐掐他的手臂，或给他轻微的电流刺激，或者夸他，或者给他讲以前发生的故事，通过各种途径来刺激他的感官，让他接收到信息。刺激他的方式有很多种，目的是什么呢？让他醒过来，如果他能醒过来，所有的方法就都是有效的，有意义的。当用微电流刺激他或掐他时，他也许会有些痛苦，但如果他最终能醒过来时，可能会感恩所有给他带来刺激的东西。所有的让你产生痛苦的、刺激的东西，其实是把你拉回来、唤醒你的东西。

我们的眼耳鼻舌身意对应色声香味触法，看到的所有的颜色、物质，听到的声音，鼻子闻到的香味，嘴巴尝到的滋味，还有接触到的东西，六根对六尘，都是让自己内在的"我"觉醒的。我们内在就是个植物人，一直没被唤醒，当内在被唤醒时，你会发现所有的存在都是有意义的，不是无缘无故存在的。所有的痛苦或快乐，它们的存在不是无缘无故的，都是有意义的，所有的存在都是借助你的六根刺激你的感知，让你觉醒的过程，仅此而已。

这个世界再怎么真实它也只是为了唤醒我们，你可以这样理解，这个世界是唤醒我们的道场，遇到一个事情，比方说不小心碰到一个石头，很疼，这时，一种人是跟疼痛相应，好疼，然后开始想刚才就是不该碰的，这石头是谁放这儿的，想告他去，这是往外求，越想越复杂。但另外一种方式是这样的，很疼，首先他想的是谁在疼，而不是谁放石头在这儿的。当"向外求"时就找所有的原因，把锅甩到外面去，而"向内求"则是出现任何情况，痛苦也好喜悦也好，我们想的是谁在痛苦，是谁在高兴，是谁在郁闷。因此，不要管外面这些石头和信息，你只要问谁在高兴，谁在痛苦，谁在疼，问这个问题，一下子就把向外的方向转向内了，立马就会开始向内思考了，这就是一个唤醒的过程。

内心觉醒，找到本我，将看到不一样的世界

你喝口水，有点烫，这时应该想是谁感觉嘴唇烫，任何事情都可以给自己一个唤醒自己的机会，而不是找这个杯子是谁倒的茶，茶没倒好，水烧得太热等，向外找去。你说如果啥事都向内找的话，跟这个社会没啥接触，活着没意义了，没啥意思。你错了，当你真的向内找到本我之后，然后再来看这个世界又不一样了。举个很简单的例子，小朋友都喜欢玩游戏，把纸做成个小卡片，摔来摔去，玩一下午，最后输了几个卡片，争得死去活来，因为他把游戏当真的了，不想输得太多，他投入大量的心力把假的当成真的，当成生命去呵护。反过来，当我们长大再看小孩子玩时，你发现输几个赢几个都无所谓。我小时候玩游戏输惨了，把家里所有折的纸都输了，没办法把家里我父亲的医书《牛马经》也撕了折成卡片，但也输了。最后父亲回来把我狠狠打了一顿，因为当时在我看来我一定要赢回来，哪怕一个纸卡片也比命重要，后来我上大学时找了很多朋友，把《牛马经》重新买了一本拿回家送给我父亲。

当我们成人后再看那游戏，你觉得值不值得？不值得！一样的，我们现在做的事情就像小孩子玩游戏一样，拼了老命去挣钱，拼了老命去逢场作戏，为了官位往上爬。等你再开悟，找到本我后再来看人世间的东西时，其实跟小孩子玩的游戏一样，可玩可不玩，你也可以玩得很好，因为你知道原理，这是怎么回事，你不再沉迷在游戏里面去，可做可不做，要做就好好地做，要玩就好好玩，玩了随时可以抽身，没什么牵挂，就像现在叫几个大人玩石子，赢了输了无所谓嘛，不就几个石子嘛给你就行了，无所谓。不会再沉迷这种游戏里面，人世间就是这样的，因为我们没看透、没看明白，没找到本我，所以沉浸在人世间所有的输赢争斗上，输赢、争斗、比较让我们付出了大量的心力，结果把生命之气白白耗费了。

如果现在我能穿越到过去，那我可能就不会那么干了，不会把书撕了，可能把时间花在更意义的事上了，也会玩游戏，但不会疯狂地玩，人生没有回头路，这一辈子时间是有限的。

凡事"向内求"，能量内收，各方面都会提升

用出世的心态来入世，当没有这个心态时，你在世间会为所有的鸡毛蒜皮的小事而纠葛，心就很累。本来你有心力可以做很多事，成为有大智慧、有神通的人，可你现在因为这些鸡毛蒜皮的小事把精力全部放到外面去，过得很惨，惨到什么程度呢？很多病人大小便都排不出来，咳口痰都吐不出来，上楼梯都爬不动，气喘心慌，一动就出虚汗，惨到这一步。如果把精力收回来，凡事"向内求"时，你会发现"人能常清静，天地悉皆归"，你的能量很快就收回来，你的身体会非常棒，各方面都会提升，不光是你的智慧提升，你的身体也会好起来，各方面都会好起来。

如何判断？很多人说他也想向内找，但怎么向内找，这个方法不好把握。首先第一条问自己，遇到什么事首先问自己，是谁在痛苦，是谁在高兴，是谁在讲话。是我自知，再知明，先自己知道，要"向内求"。大家可以做个小试验，比如扎针灸，凡是把气往外求、往外布的人，他体内的真气，即生命之气都布于体表，他的痛觉就非常敏感，格外地怕疼。针扎上去疼是肯定的，痛觉是存在的，但过度疼是不正常的。

生活中很多的事情让你产生很大的反应，其实是因为你的气布于体表的反应，就像扎针的痛觉一样，当你的先天之气布于体表往外散时就很疼，当念头一转收回来时发现其实不是很疼，可以耐受，甚至当我们抽离出来时，都不疼了。

当气收回来时，内在才成长，当气往外散时内在是虚的，所以你感到精力不充沛，感到疲劳，是因为你的气没有收回来，没有储存在里面，没有正常的循环，时刻在耗散。

有一天，我在工作中与一位病人交谈，突然有了一个感悟。人类就像喷泉一样，水喷到上面，顶着一个大石球在旋转。我们总是担忧这个石球会掉下来，就像我们总是担心生活中的各种事情，如工作、家庭、事业、孩子等

等。然而，这个石球能转是因为下面的水在支撑着它，就像我们的内在能量和肾气在支撑着我们的生活，喷泉顶着球转在消耗水，我们为了应对生活的种种挑战在消耗能量。可你有没有想过，如果我们一直强撑着，这些能量就会不断耗散到体表，而不能回归到体内。其实把水龙头关掉，你会发现石球并不会掉下来，同样，你可以尝试晚上把手机关机，彻底关机几天，地球照常运转，并不会因为你的关机而失去常态。所以，我们应该学会适当地放松自己，让身体和心灵得到充分的休息和恢复，保持能量平衡，才能更好地面对生活中的各种挑战。

有一天晚上睡觉时我对自己说"你太累了，该歇歇了"，我一放松，感觉脚在发热。我们的气一直在往外布往外散，当气往回收时，"气回丹自结"。吕洞宾吕祖有一个百字碑，上面写的就是"养气忘言守，降心为不为，动静知宗祖，无事更寻谁，真常须应物，应物要不迷，不迷性自住，性住气自回，气回丹自结，壶中配坎离"。气一回下面就会结丹，构成能量块，你腹部就有能量，所以气要回来。

这一辈子要做的事情只有一个："向内求"，让自己醒来

医院里的肿瘤病人很多，有脑瘤、食管癌、甲状腺癌、肺癌、胃癌、肝癌、结肠癌、胰腺癌、子宫癌等各种各样的肿瘤，病人来的时候都痛不欲生，你发现越是肿瘤病人越喜欢"向外求"，越是重病病人越喜欢"向外求"，他收不回来。有些人花了很多钱，放疗、化疗都没治好，用中医治疗照样花不少钱，也不一定治得好，那么用什么方法，成本最低还能通治所有病，还没有副作用？就是"向内求"。"向内求"可以让真气回归，让万物宇宙能量进到你体内去，"人能常清静，天地悉皆归"，让宇宙来把你体内调好，让它帮你修复，那是非常快的，那种力量很强大。当你真的"向内求"时，气往内收，你还担心没有能量吗？这是成本最低的，没有副作用的，任何人都适合的。当你真正"向内求"时，你身上的病就好得快些，并且你内心是愉悦且宁静的。

昨天晚上下班后在车上听到一个消息，天津的一个科学院研究用二氧化碳合成淀粉，以后我们吃馒头都不用种庄稼了，空气中的二氧化碳就可以合成面粉，然后做成馒头，这听起来是"无中生有"，其实就是能量的转换。人世间所有事情都是可以颠覆的，如果我们不"向内求"的话会被淘汰，我们的智慧也就失去了源泉。有一天我爬到山上，从山上往下看城市，城市那么多高楼大厦，每栋楼都有几十套房子，每套房子都值一百多万，一栋楼值几千万上亿，在深圳的话一套房子值一千万，一栋房子几十亿，这说明啥呢？普通人努力一辈子，累死累活，其实远看，一辈子都在为房子奔波而已。把你所有精力放到现实，你倾尽所有精力去折腾，一辈子可能就只得到个房子而已，但这个房子在整个十堰来看是非常渺小的，在全国来看更加渺小，在整个地球来看或银河系宇宙来看是非常不值得的事情。但我们个人能量是很强大的，强大到无限可能，我们是个小宇宙，目标本应该是星辰大海，可你却把所有的生命变成现金，把整个小宇宙的能量倾尽所有最后就换来这么一小套房，亏了。

我们有时候受伤害，总想是谁在伤害我们。比如在马路上崴了脚，你想："这是别人在伤害我，有人没把地砖铺好，地不平让我摔了一跤。"再走几步，突然树上树枝掉下来把你头砸了，这是环卫工人没把树枝修剪好……你会把所有的原因都向外找。现在这个社会不都这样吗？当我们不"向内求"时，会出现各种各样的纠纷，买个糖果吃卡住喉咙还告生产厂家没有写明糖果不能整个吞，要慢慢地嚼，当你不"向内求"而"向外求"时会出现各种各样的风险、各种各样的事情，你会找各种理由去甩锅，怨别人。但你"向内求"时，会发现其实真正伤害我们的只有我们自己，为什么这么讲，这个道理很深，分以下几个层面。

第一个，从肉体层面讲，当你"向内求"时你内在力量很强，走路会很专注，看了很多风景，不会摔跤，不会出事。很多人走在马路上脑袋撞到墙上或撞到电线杆上去，是因为不够专注，分神了；当足够专注，内在力量很强时，就不容易出事故。第二个，如果你真的理解这个世界所有的一切都是虚幻的，肉体是能量，肉体会生老病死，肉体永远不会伤害内在的本我，伤害内在本我的是谁呢？还是你自己，我们制造各种情绪、各种压力来伤害内在的自己。其实当"向内求"时，你的眼耳鼻舌身意跟外面接触会越来越少，外面的色声香味触法对你的干扰就越来越少，你内在就很宁静了，就伤害不了自己了。

前两天我开车出去，我的车直行，另外一个车别过来把我的车右前轮撞了。我说："小伙子你开车把我车撞了，你现在报保险去吧。"他给保险公司打电话的时候人家问谁的责任，他说："不好说，我们俩可能都有责任。"然后拍张照片让交警裁判是谁的责任，他给保险公司打电话等公司派人，然后接电话，搞了半个多小时，最后我有事我跟他说："这样吧，这个事情很简单，修起来也花不了多少钱，我没时间给你拖了，你修你的车我修我的车算了，虽然你是全责，但我懒得找你事了。"后来我花300块修好了车。他们说我咋不报警评判，看究竟谁的对错，谁承担责任。我说耽误半天时间还要到交警那里去评理，我费那个精力干啥。这车只是对我的车造成了伤害，但又不是对我造成了伤害，如果把我和车融为一体，我会认为我的车受了伤害，我很伤心、很着急、我就要跟他对着干，这是我"向外求"，这事就越搞越复杂了。当我收回来，看明白我的车不是我，这是个人世间的游戏，他的车撞了我的车，撞了把它修好就行了，把它解决好就行了，借这个机会我还可以提升，非常轻巧地处理了。

生活中发生的很多事情，如果你从"我的"角度入手的话，你会发现用很轻巧的方法就解决了，而我们错误地把"我的"当成了我。我的房子、我的车、我的职位……这都是"我的"，而不是"我"。我们往往把我的车子当成"我"，我的房子当成"我"，这样你会背负上过多的负担，被身外事物所累，最终迷失自我。

真正醒来的人会感恩一切

外缘皆为成就自己所产生，所有的外缘、变化都是刺激你、唤醒你，为成就你而存在。当每个人都这样想的时候，就会感恩所有的一切，所有人都互相感恩，互相成就，共同唤醒。没有谁伤害谁的问题，谁也伤害不了你，别人伤害的是"你的"，而不是"你"，是"我的"而不是"我"，你内心世界的本我，只有你自己能伤害，你自己成了植物人是你自己没醒过来，别人谁也不能把你关起来，这是个复杂的问题。

唤醒自己的目的是什么呢？为了吃好喝好？为了发财？不是的，当你真正唤醒自己你再看这个世界，你就会发现它只是个游戏，就像我们长大后看小孩子玩那些纸片、沙子一样，只是个游戏，那唤醒后，这游戏还玩不玩呢？当然要玩，这世间这么好玩咋不玩呢？但玩的时候不要太执着，我们也可以赢纸片，但不能像小孩子那样执着，要能玩完就放下。我们要用更轻松的心态去玩，比方说看病，它就是个游戏，看病时我就琢磨这个人的气机是怎么转的，当个游戏来玩。我不会因为今天病人少感到很伤心，也不会因为病人多而累着，很不高兴，因为这只是个游戏。如果把看病当成求生的技能的话，今天上午看了5个病人才赚了一点点钱，担心养不活自己啊，开始着急钱多钱少的问题了；结果过几天来了50个病人，累得自己腰酸背疼，这病人太多了，受不了了，没意思。全错了，当你沉浸在这个状态，计较得失时，你就没法把这个游戏玩好。必须要抽离出来，以一种更高的角度去看这个世界。

唤醒的目的，第一个是处理好自己与自己的关系，就是处理好"我的"和"我"的关系，我的肉体和"我"的关系，我的房子和"我"的关系，处理好自己与自己的关系。第二个是处理好自己与他人的关系，处理好我们相互之间的关系，因为我们很多人"向外求"时总会抱怨别人，摔了一跤怪别人没把地砖铺平，走路树枝掉下来砸了头怪环卫工人修剪树枝有问题，总是在指责别人、甩锅给别人。而当你"向内求"时，你会感恩一切，牛顿如果不是一个苹果砸他一下，永远不会想出万有引力定律。第三个是处理好自己与环境的关系，你明白后会发现周围所有的东西、人都是有生命的，处理时你会按照道的法则处理，不是按自己最初的模式、欲望、想法去做，这时你会发现你与周围环境的关系处理得更好、更祥和、更安宁。

时时守住本心，识破一切皆为让自己醒来，用VR道具来感受这个世界。

结语：识破一切皆为自己醒来

你们有没有玩过VR道具？为了验证这个事，我还专门买了这个东西，因为刘慈欣写的《三体》这本书里讲了VR道具，《观电影法》那本书上也讲VR道具，为了跟大众讲清楚这个世界是虚假的，就举个VR道具的例子。我看很多地方讲VR道具，我在网上专门花高价钱买了个VR道具，让自己体会什么是真实的世界，什么是虚拟的世界。我发现虚拟的世界和真实的世界是差不多的，那天我开车的时候感觉眼戴着VR道具开车是一样的，所以不要太纠结，要真的去理解是谁在说话，是谁在痛苦，是谁在高兴，是谁在吃饭，找到自己，唤醒自己，然后醒来后再去看这个世界，这个时候你在这个世界就会游刃有余，因为别人已伤害不了你，所有的伤害（刺激）都是为了唤醒你。

第八讲　道法与自然

　　我们讲课的目的是让大家"向内求"，回归内在，这时身体康复才有希望。当你"向内求"时才会找到人生的意义，向外找更多只会让你被各种各样的欲望所牵绊，永远放不下。

人体的气机运行模式

　　今天讲与健康相关的"向内求"，如何让身体恢复健康，前面讲了些，不是很接地气，与健康不怎么衔接，今天的内容更接地气些。既然我们要"向内求"，就要找到自己体内的运行模式。中医讲天人相应，我们要在外面找到相对应的参照物，看它们怎么运作的，借此参照我们反观自己体内气机是怎么运作的，相互印证后我们才知道怎么才能调控身体气机的运行。

　　我们可以把喷泉的图形当作身体气机运行的参照物，喷泉的水从四周升起后从中央落下，其实我们人体气机的运行和喷泉的运行是一样的，我们的身体看起来是一个有形的肉体，其实背后是无形的气，是这个气在运行。

　　白天阳气由内向外，由下向上，升上去，就像喷泉一样，从四周向中央升起，很多病人说早上起来头昏昏沉沉，用手把百会拍一拍，稍微清醒点，这就说明"喷泉"喷不上去，当升不上去时人会感到精力不充沛，如果升得太过时，脑袋就会发胀，就是这个模式。到晚上时，人的气是从上往下收，由外向内收，是这个运作模式，所以白天和晚上运行模式不一样。好多病人早上起床时，在醒来刹那或之前感到嗓子很痛，吞咽唾沫都痛，起来活动活动后，不疼了，嗓子舒服了。

白天四周升，中央降，晚上四周降，中央升。这有什么意义呢？其实只要找到大的规律后，就可以治病了，就可以"向内求"调理身体了。比方说，我昨天晚上一夜没睡，早上起来头晕晕乎乎、昏昏沉沉。你们说喝杯咖啡或喝杯浓茶，提提神，那不喝的话怎么办呢？让气升到头顶上去顶一下，然后再降下来，就这么一个动作做一下，反复做几遍会发现脑袋清醒了，神清气爽了。大家一起来比划一下，如果早上起来精神不好，脑袋阳气不足，昏昏沉沉，手放在丹田处，不管早上晚上，只要气往上升，都是从丹田开始的，把脚掂起来，双手举到头上去，然后再收到丹田去，接过来了，整个动作是非常柔顺的。把阳气从内向外释放，然后再从下向上释放，到上面顶一下，再下来，从中焦往下走，下压到腹部，在丹田就可以了，非常安全，不会有副作用。如果是晚上睡觉之前，睡不着觉了，双手从丹田升起来，提起来后到头顶上去，从四周往下降，脚的动作，只要是往上走，脚踮起来，往下走，脚落下去，动作很舒缓。晚上睡觉前做一遍你会发现哈欠连天，想睡觉。把它描述一下，就是"白天太阳升起来，月亮落下去""晚上月亮升起来，太阳落下去"，在外面是日，里面是月。其实当身体不舒服时，不去向外找，从自身调，不舒服可能只是因为内部的气运行出了问题，"向内求"，身体气机运行顺畅就好了。

人体气机循环异常会导致身体出现健康问题

很多时候生病是因为我们体内气的循环没建立起来，只是单向的向外释放，单向地升上去，没降下来。白天升上去不往下降，下面就没根，就像喷泉一样，升到上面去还要落下来，才能再往上升。如果升上去落不下来就麻烦了，阳气浮在外面，脑袋静不下来。

很多时候我们人体正常的循环没建立起来，只是单向的运行模式，只出去不进来，就容易出问题。就像一个家庭，只花钱不进钱，坐吃山空。人体也是一样的，只往外释放不收回来，就会出现阴虚，下焦阴分不够，睡不着觉，脑袋静不下来，神是散的，人恍恍惚惚的。人为什么得精神病呢？天才和疯子只有一线之隔，如果你是天才，能收回来就不会疯，你很聪明是天才，但你再多释放一下就疯了，因为你没建立循环。要记住，得收回来，把气沉到下面去，从下面再升上去，生生不息，永远循环。

即使再聪明，一过头就疯了，因为下面没有根基，支撑不了的时候，虚阳外越，神很亢奋，脑袋静不下来，念头一个接一个的时候就疯了，所以天才和疯子的区别就是降不降得下来的问题。治疯癫的时候要给他喝苦降的芒硝、大黄，把热往下降，把阳收到下面，让这个循环建立起来。当水只往上升，下面没有水的时候，大地干涸，空气燥热。人也如此，当气沉不到下面去的时候，整个人是躁的，心里不宁静，脑袋也静不下来。我们要做的不是"向外求"，是静下来，先静下来再说，静下来才能有更好的能量往上冲，它是个循环的问题。为什么爬山的时候会感到心慌心悸、脑袋发热、皮肤潮红、出汗？因为气收不回去。"对不起，我爬累了，坐下歇会儿"，当你坐着不动的时候，毛孔一闭，气往回收，气沉到丹田上了，这时一个循环建立起来，心就不慌了。所以说爬山爬累了心慌时就先歇一歇。

很多时候我们只往上走，没有建立往下的循环。爬山爬累了要歇会，我们人生走累了也要歇会儿，白天忙晚上歇会儿，不是使劲地冲冲冲，那是傻子干的事。有些企业一天工作9个小时，从早上9点干到晚上9点，一个星期工作6天，叫996模式，其实这样搞下去人会受不了。如果你真的从早上9点干到晚上9点，你中间好好休息一下倒无所谓，我们很多人其实是白天忙一天，到晚上脑袋静不下来还忙一夜，叫246、247模式，工作24小时，一个星期工作7天。你们想一想，脑袋什么时候静过？从来没静过，这样人不疯怎么可能？只有你清静下来，真的往回收，向内走向内求，身体才能更稳当地处理身边的一切。不要觉得打坐的、练瑜伽的都很傻，人家是大智慧。身体是很值钱的。

你没生病之前，觉得无所谓，等到身体坏了去换零部件的时候，才发现身体非常值钱，种一颗牙齿都得1万块钱，几十个牙，得花几十万；一个心脏值100万，一个肝脏值200万，还买不到"原装货"；就是换个膝关节都得大几万上十万，从头到尾花下来，上千万，你拿着一个上千万的设备去透支去造，挣个卖白菜的钱，最后怪天怪地，其实都怪自己。我们每个人都是千万富翁、亿万富翁，你身上所有东西都非常值钱，父母给你很多值钱的东西，但是我们没有爱惜，出现问题去修的时候才发现很难修好了。

只降不升就会水患成灾，庄稼淹死了，房子泡垮了。人也是一样的，气只往下降不往上升时，气沉在下面，肚子变大，人就胖，只吃只喝不运动，所有东西都堆积在里面，身体越来越胖，没有气化，就像地面水患水灾一样，涝灾了。旱不行，会颗粒无收，而涝呢？也会颗粒无收。所以人要适当地运动和锻炼，让自己气化，气化后升到上面才循环，循环后才生生不息。天地需要大循环，地气上为云，天气下为雨。天地始终在循环，只要不循环，天地就成痞卦，就出问题了。人也是一个循环，白天往外开，晚上往内收，开的时候在循环，往内收也在循环，必须要把循环建立起来，只有这样我们才能健康起来。与其往外求，吃最好的保健补品，还不如想想自身循环建立没有，体内气的升降开阖有没有建立起来，如果没建立起来的话，吃再多的保健品、再好的食物也没用。

《黄帝内经》上的原话：出入废则神机化灭，升降息则气立孤危。我们体内的气时刻在升降，在出入，升降开阖，有升有降，升降只要一废，人一口气上不来就憋死了。因此循环一定要建立起来，人才能健康长寿。循环的建立与人的地位和财富都没关系。

我们讲健康、讲养生就是研究自己体内的升降出入，而很多时候我们是把自己的注意力放到外面去了，似乎财富、地位等各种各样的身外的东西越多，就越健康，那就错了，健康跟外在的东西啥关系都没有，跟你房子的大小，衣服漂不漂亮，吃得好坏，官位高低，孩子聪不聪明……全没关系，而是跟你自己的心有关系，你的健康取决于你能不能让体内的气正常升降出入。我们总希望买个大房子，住在空气好的地方，吃最好的食物，享受更好的待遇，喝最纯净的水，但其实最重要的还是要考虑你体内气能不能正常升降出入，脑袋静不静得下来，心态平不平和，这才是长寿、健康的关键。

健康的原则是顺应天道轮回和人体气机循环规律

身体健康的原理，就是体内的大循环，顺应天道轮回。人体气机的循环，白天和晚上的循环模式不一样。地球围着太阳转一圈是一年，这是一个循环；人肝、心、脾、肺、肾五脏对应春、夏、秋、冬四季，也是一个大循环；白天属阳晚上属阴，阴阳循环，人体的气机也是阴阳循环，所以人体的气就是在转的状态，要把体内气的循环与天道、外界大自然相符，这就是顺应天道。太阳下山了，该休息就休息，不要晚上熬夜还在嗨，白天太阳出来了，该出去运动，该上班，该出汗。如果背道而驰，你这个循环和大循环不能丝丝入扣的话，就容易生病。

"向内求"，让神回归，自己是自己的主人，用自己清明的觉性去感受自己体内气的升降出入。我有一天出去，没吃早饭，爬山的时候已经有点饿了，阳气往上浮，一边爬一边升阳，再一出汗，随着气往上升，发现两条腿发软，下面没有阴性物质了，耳鸣，头感觉热烘烘的，阳气全浮在上面去了。当我坐下休息时，深呼吸，气往下一走，整个脑袋不热了，气收到下面去了。所以我们要时刻用清明的觉性去感知体内气的变化，把心收回来，不要放外面去，这样身体就好得快了。

养生六法

养生法归纳为以下六种。

第一种方法，干活、运动出汗。我皮肤还可以，得益于每天出汗，当你干活运动出汗时就是活血通络，我经常说有钱人可以吃三七，没钱人可以挖地，但三七有副作用，而挖地没副作用。不要觉得一定要吃最好的药物、食物，其实只要你多运动，多挖挖地，多跑跑步，让自己出出汗，就能活血通络。嘴唇发暗的人经常动一动嘴唇就不暗了；舌头发木的，血脂高血流缓慢的人，多动动就好了。流水不腐，户枢不蠹，人身体是非常微妙的。

第二种方法，谐振功，能通经脉。现在和大家分享一下谐振功，光这个功法要讲完都得3天，今天我用5～10分钟把谐振功精要讲一下。心脏把血收回来再射出去，射出去时要经过大血管和小血管及毛细血管，单纯收回来射出去的话，要至少300瓦的功率才能完成，但心脏的实际功率只有17瓦，不到20瓦，要用非常小的功率完成一个300多瓦的能效，有一个技巧在里面，心脏的血射出去时在主动脉的管壁上产生振动，血一边往前流一边振动，你们看传送带上的沙，一边往前面传一边振动，垂直的振动，有什么好处呢？让物体不黏附在上面，阻力大大降低，当心脏跳动时，全身血管跟着振动时，血液射出就非常轻巧，阻力大大降低了，便干了300瓦的活。其实共振在整个地球上、在生活中无处不在，我们现在要做的就是让全身共振起来，你的心脏就可以非常轻松地完成所有功能了。很多人关注外在太多，关注内在太少，手足麻木，血管不通，没法产生共振，怎么共振呢？把手的10个指尖相对，手一定要感受到指尖的血管跳动，有波动感，如果感受不到说明你不够专注，心不静，感受不到的把眼睛闭上，当感受到这个跳动时，再继续放松，专注，感受这个跳动再把它放大，跟着这个跳动稍微加点压力，让跳动加强，你会感受跳动越来越强，你会感受到除了手指跳动外，你肘关节搁在桌子上，也会跳，你的屁股坐在椅子上，所有被压迫的地方都会跳，你可能感受到屁股下面的肌肉咚咚在跳，你脚上也在跳，再继续体会，发现你全身上所有地方都会产生同频共振，咚咚咚在跳。

身体共振分三步，第一步是手指尖在跳，第二步是身上所有压迫的地方跟着跳，如臀部、腿、脚，第三步就是全身没有压迫的地方跟着跳，最终是全身的同频共振。当你同频共振时发现心脏"咚"一下全身就"嘣嘣嘣"全部在同频共振，此时全身血脉、气脉都打开了。人身体的很多疾病，比如脂肪瘤、肿瘤、手指麻木、关节不通、疼痛、风湿，都跟气脉血脉不通有关系，但只要一通就好很多了。还有脱发的问题，这也是一个不通的问题，升降出了问题，开得出去收不回来，只要都通了，血液供应好了脱发就会减轻，收得回来就不一样了，所以气机循环的时候，谐振功可能解决很多问题。比方长老年斑的人，这样做一做，皮肤下面"嘣嘣嘣"振动，斑就淡化了；腰肌劳损，腰部嘣嘣全身共振几下后很快腰疼缓解了。这个功法的发明者是康恒德老师，86岁了，现在还能看手机、上网、写文章，精气神足得很。做谐振功时，把手当成心脏，握成拳头也可以，这就是启动模式。

这个功法不需要场地，任何时候都可以，往那儿一坐，开始体会心脏跳动，慢慢启动，最后进入全身共振状态，5～10分钟，所有疲劳都消失了，更神奇的是你的心、神就收回来了。脑袋静不下来，妄念太多，练谐振功，让你更专注当下，因为你不专注的话就没有感觉了，你专注才感受到血管的跳动。心静下来是前提，感受不到心脏在跳，感受不到手指跳动，是因为你心不够专注，你心专注的时候自然可以感觉到心在跳，因为心在跳是一个人的常态。现在我们一起做一下，启动一下，看大家能不能进入状态。我已亲身体验过这个功法的状态，当直接进入功态的时候，全身和谐共振的时候，非常享受地坐在这儿，全身"咚咚咚"非常舒服，一会儿就把全身的气脉都打开了。先把手的十个指尖相对，一定要非常专注，先感觉手指尖的跳动，这一定要做到。大家一定不要分神，非常专注地感知手指尖的搏动。睁开眼睛，是不是感觉看东西眼睛亮了？就这一分钟的时间，你的气就开始往回收了，收到下面去了，这时你身体开始发生一些变化。我们与其做一些无用功，不如静下来关注自己的身体，一步一步关注。你想观呼吸也好观念头也好，没一个抓手的时候，没有一个东西让你真切地抓住，你会产生妄念，当你真切地感受到血管的跳动就把注意力放在这里时，相当于找到了一个抓手，你就慢慢静下来了，把意念拴到"拴马桩"上，就这么一会儿你身体就开始恢复了。

第三种方法，推腹法。干活、运动出汗，练谐振功让血管经脉气血都通畅，正常输布起来。推腹法则可以引气下行，化积块。我们经常感觉腹部有硬块，很多人在神厥穴和剑突下面有很多硬块，一般这儿堵得很厉害，我教大家一个方法把它推开，从两侧肋骨下面向中间推，反复推，往中间推，然后再往下推至肚脐。因为把肋骨下面推软之后，下面就松弛了，从中间往下面一推，一共三个动作。气降不下去，是因为这两块绷得很紧，你把这儿松开，再推下去，三个动作，硬块就慢慢化开了，气就能沉到下面去了。早上刷牙感觉恶心的、牙龈出血的、口气很重的、脖子颈椎不好的、一吃饭就胀气的，全是这儿的问题，把这里推开就能解决问题。平时可以买点儿生麦芽粉、炒麦芽粉兑在一块儿冲水喝，生麦芽主升，炒麦芽主降，还能化积块，平时吃菊芋也可以，化开硬块，身体就好得快了。人都想气升上去再降下来，降是身体的本能，如果降不下来，说明是通道堵住了。

很多出家师父来找我看病时，说他们脑袋也静不下来，哪怕念"阿弥陀佛"也静不下来，一摸肚子很多硬块。当肚子有硬块时，阳气都浮在上面，想降也降不下去，把痞块打开后再降，就降下去了。经常干体力活的人，四肢多活动，可以引气下行，化积块。脾主四肢脾主运化，腹部是脾管辖的范围，增强脾的运化功能，腹部包块就消得快一些。

第四种方法，拍百会。有些人是气升不上去导致上班的时候头晕晕乎乎、昏昏沉沉的，记忆力减退，可以拍百会。一拍百会阳气升上去，立马精气神就起来了。记住晚上睡觉前不要拍，拍完后很兴奋，要早上拍，拍时手要有弹性，不能使劲拍。早上拍一拍阳气升上去，立马清醒了，你看这儿一拍，气是不是升上去了。比方你开车开了2个小时，晕晕乎乎地打哈欠，这时不能睡，但眼睛困得快睁不开了，怎么办？及时拍百会两下，让副驾帮你把头拍一拍或你自己使劲拍一下，脑袋就清醒了。我今天下午开车时就有点晕乎，我就叫我女儿给我拍一拍，拍个十来下，脑袋立马清醒了。

第五种方法，引气归元。如果气沉不下去，可以运用腹针，叫引气归元针法。中脘、下脘、气海、关元，两边天枢，扎完气就下去了。你可以自己扎也可以让医生扎，什么目的呢？就是让气往下行，推腹法气可以往下走，拍百会使气往上走，针灸引气归元可以把任脉打开引气往下走。

第六种方法，背撞墙。如果因为背部受寒了，阳气升不上去，脑袋不舒服，这时你找西医看，医生让你做核磁共振，结果发现脑袋没啥事。这其实不是脑袋的问题，是阳气往上的通道堵住了，这时用背部撞墙真能治病，撞完墙背部一打开就好了。牛在长个子的时候，用脊背使劲搓树，把它搓通。你们也可以试试看，如果背部夹脊处不舒服，绷得很紧或者发凉，你找一棵粗树，搓一搓撞一撞，向牛学习，撞撞墙、撞撞树，背打通就好了。通过这些方法就可以让体内的气恢复升降循环，人就舒服了。中医有很多方法，万法归宗，把原理明白后，擀面杖都行。但要注意，擀面杖、刮痧板、桃木棒，目的是把督脉打通，不要觉得这个擀面杖很重要，觉得擀面杖很重要就又向外求了。我们是"向内求"，把督脉打通，可以借助外物，借助任何东西都可以，只是一定要运用到自己身上。曾经有一个加拿大的病人找我看病，他颈椎不舒服，结果我用一个小的牛角棒给他按了10分钟就好了，他认为牛角棒很重要，"这个太好了，卖给我"，这就是"向外求"。如果他说"为什么会有效"，他问原理的时候就是"向内求"了。我们活在世上往往会被各种各样形式的物件迷惑住，其实明白原理后都可以用，"向内求"找到原理，恢复体内气机升降出入，这很重要，至于方法，太多了。

结语："向内求"，气机转换，许多病自己就好了

今天的分享就到这里，请各位不要因为疾病而感到恐惧。很多疾病比如头痛、头晕、失眠等，在我看来都只是小问题，因为只要我们转变心态，运用好宇宙间的能量，规律健康生活，病痛就会好得很快。

当你明白了气机运作模式，慢慢"向内求"提升自己时，你会对疾病有更多的认识，发现许多疾病可以通过调整气机来自我修复。不止如此，你可能还会有更多的觉醒，甚至发现已经超越生死了。

第九讲　心安即福

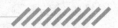

　　之前，我曾看过一个名为"魔王的会议"的小视频，魔王控制世人的方法就是让大家"忙忙忙，心已亡"。实际上，我们的一生都在忙碌中度过，从年初到年末，不断地被各种计划、宣传、广告和信息充斥着，这导致我们往往无法静下心来思考活着的意义和目的。如果我们不思考人生的意义，就会感到越来越空虚，并永远无法获得内心的平静。因此，现在是时候"向内求"了。今天，我将更深入地讲一下我们是如何被世间的"魔王"所控制的。

不注重"向内求"，精气神常被无畏消耗

　　我们的眼耳鼻舌身意，分别对应色声香味触法。当我们向外求时，这些欲望是永无止境的，这时它会牵着我们往外走，会掏空我们的内在。如果你不向内反思的话，会发现外面所有的一切都像强盗一样不仅在盗取我们的时间，还在盗取我们的生命之气，中医叫精气神。比如看电视剧《还珠格格》，我当时买了光盘回来看，看十几二十集，看得头晕眼花，天旋地转，它只盗取了时间吗？不，它还盗取了精气神。精气神在我们体内是宝贝，当它们流失了，我们再想做任何事情都没有能力去做了。你感觉你只是看看手机，看看小说，看看杂志，其实你们想过没，你在无用事情上花的精气神，透支了你的生命之气。再举个例子，有人每天在做有益的事情，非常专注地做当下的事情；你每天看各种各样的闲杂短视频，一年可能差别不大，五年后再比你已经落下一大截了，这只是能量层面、智慧层面的损失。从健

康层面讲的话，同样是两个癌症病人，精气神可以用来和疾病搏斗，战胜疾病，养精蓄锐，当你每天不停地看手机、看电视，大量的能量被消耗之后，你就没有能量，没有精气神和疾病抗争，战胜邪气。病人本身很虚弱，中医讲"久视伤血"，长期看就消耗血，把你精气神盗完后你哪有能量去抗争疾病？我记得有一位老太太，她是修佛的，本来修佛是好事，但她每天盯着电视看讲法，天天看，结果心血、肝血消耗了，最后膝关节都僵硬了。老年人长期坐在家里看电视，"久视伤血"会消耗体内的肝血，肝开窍于目，当肝血消耗太过时，肝主筋，膝为筋之府，膝盖就僵硬、屈伸不利了。我们的生命是有限度的，不要觉得有花不完的精力，其实我们精气神并不是取之不尽、用之不竭的，这一辈子需要做很多事情，你要把精气神花在能让你提升的事情，你花在无用的事情上没任何意义。

在日常生活中，我们常常受到"魔王波旬"的诱惑，耗费了大量的时间和精气神。现在我们明白了这个道理，可以反思一下，每天的精气神究竟都消耗在什么地方了？有没有在做无用功？有没有在浪费时间和生命？

浪费精气神，对身体健康的害处很大

世间什么东西最宝贵？生命，精气神。《清静经》上讲：夫人神好清而心扰之，人心好静而欲牵之，常能遣其欲而心自静，澄其心而神自清，自然六欲不生三毒消灭。当神清的时候，我们身体就好得快了。很多人脑子静不下来，不停地消耗能量，总想把注意力放在什么地方，有些人可能放手机上，一刷一天；有些人可能是打麻将；有些人可能是看小说……总把注意力放在一些无用的东西上。想一下，一天的时间我们的注意力放到什么地方了？思考一下这一天所消耗的能量和精气神哪些是白白浪费的？时间是一方面，更重要的是精气神白白流失了。

我曾经治疗过一名晚期胃癌病人，脉摸着很弦硬没有土气，这时如果她能够精神内守，往回收，还好治一点。可是她控制欲很强，交钱时还指挥他

老公不要用现金可以用微信支付，人都病成这样了还在控制他老公，控制外面的一切，她是在耗她最后的生命之气。

为什么得了疾病要静养呢？"塞其门闭其户"，把眼睛耳朵都闭上，"锉其锐，解其纷"，让自己内心宁静，这时你生命之气回归后，才可能恢复，并且你回归后，人能常清静，天地悉皆归，你所守护的生命之气不仅是体内这股残存的气，还有整个宇宙的气进入体内，因为我们的小宇宙跟外面的大宇宙是息息相通的，这是个方向问题。当你向外走时，是在不停地消耗小宇宙的东西；当你往回收时，你不仅可以回收你身体残存的气，还可以把外面的气带进来。

只要方向一转化，立马不一样，结局也是不一样的，我们的房子、车子、钱，都是生命之气交换过来的，说句不好听的话，房子、车子、钞票都是拿命换过来的。因为你买房子的钱要付出心力，加班熬夜挣钱买个房子，所以房子是你加班熬夜透支生命换来的，你现在所拥有的一切全是你内在的小宇宙、生命之气交换过来的。当你内在掏空时，生命之气消失时，你外面的一切都会跟着慢慢散掉，你控制不住的。

要做宇宙能量的搬运工

当我们把气往回收时，外在的大宇宙能量会进入我们小宇宙体内，我们再转化出去后就可以创造更多的财富，这种财富创造是借助宇宙力量来帮你创造的，借一句广告词：我们不生产水，我们是大自然的搬运工；我们不生产财富，我们是财富的搬运工；我们不生产生命之气，我们是宇宙能量的搬运工。当方法变化后，便有取之不尽、用之不竭的能量。得道者多助，失道者寡助，得道者因为可以借助宇宙能量。所以说有些人念头一闪这个事情就做成了，得道者多助，他会借助整个宇宙能量办一个很小的事情，一下就办成了。很多时候我们拼命熬夜加班，其实榨干后也就干这点事儿，我们以爱的形式、帮助别人的形式，让宇宙能量进来，再付出去，这时候的循环是个良性循环。你看很多做善事的人，他们企业做得很大，他们在付出的同时，另外一个大的能量也在进来。

我们要做宇宙能量的搬运工，借助宇宙能量进入体内，让里面很充实，然后开心地付出去。所有的企业如果没有爱心的话是做不下去的，如果企业以资本运作为模式的话，可能很快就榨干了；如果以爱的形式付出去，可以进来更大的能量，常以爱付出，宇宙能量会进来，这是一个真正优秀企业的运作模式。现在很多企业是商业运作模式，管理再细化，条件再苛刻，最后把自己榨干了也是不行的。所以以爱的形式付出，会得到更大的能量，这时企业才能做得更大一些，这就是财富的密码。

我们在建设中医村时，有人说在荒山野岭花那么多钱不值得，但我们是为了中医的发展去做这个事情。在做的过程中有很多感动的事，视频中有人徒手挖地，手套都不带，很多网友看了视频给我们寄了很多箱手套，可见只要你真的为社会做有意义的事，会得到更大的能量加持，但首先把自己的收益屏蔽，这样才能循环。

我们一生中最重要的是拥有什么呢？当生命走到尽头，闭上眼睛的那一刻，我们留下了什么？是房子、车子、票子吗？不，这些都不是最重要的。在离开人世的那一刻，所有物质的东西都无法带走，我们只能拥有曾经的经历和回忆。

诸多操劳皆为求心安

当一个人离开人世到另一个维度或空间时，世间的一切终究会成为记忆。若一个人在生前昏昏度日，离世时仍未能清醒，那么这些记忆终将烟消云散。生活中，我们常常看到有些老人，在生命的暮年，因脑动脉硬化、脑萎缩等疾病，连自己亲人的名字和容貌都忘却了，这不禁让我们深思，我们的一生究竟应如何度过，才能赋予其真正的意义？

在生命的旅途中，我们时常为未来的不确定而感到焦虑和恐惧，我们积攒财富、购买房屋、衣物，试图用这些物质的东西来驱散内心的不安。然而，真正的安宁并非来自外在的拥有，而是源于内心的平和与满足。

我在门诊部给病人号脉时，突然领悟到，医术的提高不仅能帮助病人解决问题，更能让我找到生活的价值和意义。当我专注于治病救人，为他人带去健康与希望时，我发现自己不再为未来的生计而担忧。因为，当我为他人带去光明时，我自己也获得了内心的安宁与满足。

人生短暂，我们真正应该追求的是那些能让我们内心安宁、生活有意义的东西。金钱、房屋等物质财富，虽然能带来一时的满足，但终究无法填补内心的空虚。真正的幸福，来源于对内心的探求和对生活的热爱。

如果我们总是被外在的事物所牵绊，忙于追求名利和物质享受，那么我们很可能会迷失自我，活得糊里糊涂。真正的智者，会向内寻求，探寻自己的内心需求，寻找真正让自己感到满足和幸福的事情。

活着的意义并不在于我们带走了什么，而在于我们留下了什么。当我们活得明白、内心安宁时，我们自然能为他人带去光明和希望，让这个世界因我们的存在而变得更加美好。因此，让我们珍惜每一个当下，用心去感受生活的美好，努力活出一个有意义、有价值的人生。

此心安处，便是吾乡

我们在帮别人活明白，谁帮我们自己心安呢？此心安处，便是吾乡。自己遇到个事情时内心想一想这个事情能不能让自己心安，所有的道德及法律约束，所有的条条框框都约束不了你的心，只有你自己知道这个事做了后你心安不安。比方说来个病人开了三服药，收他150块或者180块钱，再看病人很穷，哪怕只挣20块钱我都不心安，挣他的钱我过意不去，真的就是这种感觉。

其实做什么都是为了心安，这个事情做了自己不心安的话没法做下去，不能对不起自己良心。你们想一想，如果一件事做得对不起自己良心，心不安，那你一辈子都会内疚，一辈子对你都是伤害。所以，面对生活中的种种事情，我们要尽力做到让自己心安，做到问心无愧。如果你自己的良心都过不去的话，那这件事别做了。此心安处，便是吾乡，当你时时刻刻能够心安的时候，天下到处都是你的安身之处。

"向内求"，心安即福

心安即福，我们烧香拜佛，求什么？求心安，你自己都不心安，求那么多佛、烧那么多香能得到福报吗？你做坏事后，到庙里烧个香，让菩萨保佑回到家里晚上睡觉不做噩梦，你真的能心安吗？心安即是福，心安时气定神闲，自然就气机顺畅了。在做事情时心里都会产生一个投射，可以自己问自己这个事情做得对不对、心安不安，不是问别人问外在，我们"向内求"，求什么呢？求一个开悟得道求不到，求一个如如不动求不到，那我们要退而求其次，先求心安，放下一切对外的执着。

药物能帮人治病，但它只是缓解，只是当时让人舒服点，其实吃药让病人肚子不那么胀、不那么疼也是让他心安。病人来时很焦虑、很恐惧，头很痛，我们扎一针让他头不痛也是让他心安。病人得了癌症很消沉怕死，我们用鼓励的话、安慰的话也是让他心安。

只要让他心安，通过药物也好，通过安慰也好，通过扎针也好，通过导引刮痧等所有方案都好，他的气开始顺畅后，自己便开始慢慢恢复了。我一直持这个观点，在做任何事情时都是追求心安，一旦心安后，治疗效果也好了，一切都顺了，病人活得不那么焦躁，病情也会有好转，心安即是福，"向内求"就是要追求心安。

心安理得是修行界的词，只有心安后才能理得，安而后能虑，虑而后能得。心安之后才能得，心不安时，烦躁时不可能开悟，不可能如如不动，不可能证得大道。生活中所有事情，你经历的所有事情，看能不能让你心安，如果心安，即是福。如果心不安，那就不对。当你心安再由己及人，去帮助别人。生命中发生的所有事情，都是欲望的一种勾牵，它会消耗我们的生命之气，我们遇到事情时要反观内照，让自己心安心静下来。

心外无物，这外面所有的一切，我们看到的真实的世界，其实是虚幻的，只是能量。这个桌子看着是桌子，它是虚幻的，是能量。我们所说的"心"并不是指解剖学意义上的"心脏"。心是我们的思想意识，在意识之外都是能量。佛家说一切为心造，我们外面所有的东西都是心投射出来的幻化的东西。举个例子，这个杯子，现在是盖着的，从盖着到打开，这是个"象"的变化。你感觉刚开始杯子是盖着的，打开后变化了，其实是我的心意识转化出来的，是我的心在转化，所以是杯子在变化而已，同样，外面世界只是能量在变化而已。都是心造就的，外面在折腾，其实是心在动荡，心安了就不动荡了，心安了你的痛苦也好了，减轻了。很多时候我们都是在控制外面的世界，总希望外面静下来我们才静，其实不是的，因为你心静后外面才静，外面没什么东西，都是能量。

我们是能量的源头，就像湖里面的水一样，你投一个石头后会起水波，我们投石头的地方是波纹的中心点，我们每个人心投射出来，再辐射出去，当你中心点静下来后，整个湖面才静下来。我希望我的分享课能让大家心安。

心安后还是要吃饭、工作，但你心安后能量便进入体内，精气神足后再去做事结果会不一样。你毛躁地做和心安地做结果肯定是不同的。比方说单位领导找清洁工阿姨拖地，拖地是很简单的活，结果阿姨心里毛焦火躁的，随便拖一下，地面仍然看着不干净，结果领导不满意，一个月给她开2000块工资还嫌高了，活儿干成这样怎么能给2000块啊，给1000块钱算了。显然做事粗糙，领导也不满意，如果这个阿姨心很安定，做得非常仔细，领导觉得"这个阿姨不错，开3000"。心安就能创造财富，心不安时做什么事都粗糙，就挣不到钱；心安时做工作很精细，你就可以创造更多价值，还可以帮助更多人。如果心不安烦躁时你工作处理不好，总在权衡得失利弊，最后发现啥都搞不成。心安后即是福，即无畏。

结语："向内求"，求心安

今天讲的内容，归根结底就是"向内求"，求心安。求心安后你的一切就开始好转了，不管是工作问题、事业问题、家庭问题，什么问题都应先求心安，心安之后再说。这一池水越搅越浑，心安后水自然澄清了，身体也是的。在座的很多过来说，"我家里烦得很，孩子吵，老公也吵，搞得我心烦气燥"，当你心安后世界都安宁了。你会说他们还是在吵啊，其实当你心安静下来后，可以充耳不闻，视而不见，内心很宁静了，你就是王，内圣外王。

让自己心安相对容易些，让别人心安则是一件很不容易的事，作为医生，我们首先要让自己能量更强大，别人一来就很服你，"这个医生一看就像医生"，你跟他随便聊几句，"他说到我心坎上去了"，他就心安了，或者他来时症状很重，你扎扎针，拍一拍，他舒服了就心安了。我们讲心安也是传道，但要借术，你不借任何术空讲，他还是不相信的，你借助术再传道，让他心安的效果会更好些。不要追求财富，也不要盲目追求名利，也不要追求健康，先追求心安，心安了后面都有了。

我们生活在这个地球上，享受着它提供给我们的各种资源，可我们又为地球做了哪些贡献呢？如果我们把地球当作一个大家庭，我们应该为这个家庭贡献自己的一份力量。这并不是说关心自己不对，而是说我们在享用地球资源的同时，也要为保护地球、为公益事业做出自己的努力。只有这样，我们才能实现良性循环，让地球成为我们永久的家园。

相反，如果我们像个小偷一样，不断地从地球上获取各种资源却不知道感恩和回报，我们会变得越来越贪婪和不满足。最终，这种心态会影响我们的思考和行为，让我们无法获得更多的东西或实现自己的目标。

因此，我们应该审视自己的内心世界，问自己是否心安理得。只有当我们心安后才能更好地思考问题，才能获得更多的东西并证悟大道，从而获得宇宙更多的能量。

第十讲　借事炼心化性

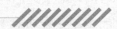

今天我们集中讨论如何通过"向内求"，来解决生活中的矛盾和问题，让大家都健康起来，幸福起来，快乐起来。我们有时会倾向于向外推卸责任，但这样做并不能真正解决问题。今天的话题与每个人都息息相关，因为它涉及到我们思维方式的转变。

每个人都有自己的思维模式，一些人有着他顽固的思维模式，导致行动中可能会不断犯同样的错误，无法从中吸取教训或做出改变，就像是自己给自己挖了一个坑，每天都在往里跳。所以，如果我们想要改变自己的困境和状态，首先需要改变自己的思维模式。我们需要变得更加灵活和开放，不要过于固执己见。今天我们将提供一些简明扼要的方法来帮助大家实现这一目标。

思维模式固定，常难解决新问题

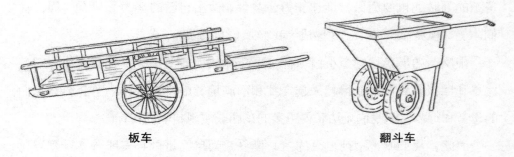

板车　　　　　　　　　　　　　　　　　翻斗车

分享一个拉车的故事。一个是板车，一个是翻斗车，人推着板车走，如果下坡时，怎么办呢？将板车把手抬起来，让板车的前面与地面接触，增加摩擦力，车子可以慢慢停下来，你下坡就不往前冲。翻斗车下坡怎么推呢？下坡时往前推，如果速度很快时往下按一下，这个车脚可与地面接触增加摩擦力，慢慢就停下来了。同样都是拉货的车，一个是往上抬，一个是往下按。有一年我回老家，陪我爷爷拉板车，但板车不好卸货，就弄了个翻斗车拉小石头，结果下坡时老爷子拉板车拉习惯了，他想应该和板车一样通过上抬跟地面接触，结果越往上抬，车速越快，我一看，慌忙冲过去，往下按，老爷子却还想往上抬，差点就出人命了。通过这一件事让我领悟了，有时候思维模式固定可能会害死人。老爷子因为拉了一辈子板车，他固有的思维方式是，把车把手往上抬刹得住。但他没想拉翻斗车刹车的方式与板车正好相反，用板车的刹车方式根本刹不住翻斗车。这就是我们脑子里面形成固定经验之后会犯的错误。

固化的错误观点导致人反复犯同样的错误

人生往往就是这样，总是有一个先入为主的想法，然后再去套，容易出错。看病时，有个病人腰疼，切脉可能是因为湿气重引起，按照祛湿这个方案处理。另一个人腰痛可能是肾虚导致的，治疗方法就不一样。再来个人腰疼，可能是督脉不通，治疗方案又不一样，每个人病机都不一样。这个病看完后，在来下一个病人之前，思想开始清零、腾空。一个病人来看病，首先要切脉，再在大脑中重启诊疗系统，看哪个合适，然后开始治疗。不能一来就按经验一套，就可能把这个车当那个车拉，看着刹车好像很简单，其实背后有很深的原理，我们一直在按自己约定俗成的方式来处理生活中所有的事情，其实不对的。

我们的行为习惯源自什么呢？其实是源于你的思想意识。生活中常有惯性思维，这种惯性思维会一直指导我们在生活中按同一种方式行动。举个例子，"你回去不要吃鸡蛋了，你胆囊不好、三焦不通不要吃鸡蛋了"，她所理解的不要吃鸡蛋就是不要吃整个鸡蛋，但是可以吃鸡蛋糕、蒸鸡蛋，下次来问她吃鸡蛋没？她说没有吃。她孙子说："奶奶昨天吃的鸡蛋糕。"我说："鸡蛋糕不是鸡蛋加工而成的吗？"病人说："我以为你说的鸡蛋是整鸡蛋。"我再次告诉她不要吃鸡蛋了，她回去后一想，鸡蛋有营养，不吃鸡蛋怎么办？她的固有思维模式是鸡蛋有营养，不吃鸡蛋，营养不够，那就吃鸭蛋，脑袋里的这个顽固的思维模式反复地套。

还有一次我跟病人说不要吃水果，他改成了喝果汁，他说他没吃水果，只喝了一瓶汇源果汁。所有的行为模式都源于根深蒂固的意识，当形成根深蒂固的错误观点后，这个错误观点会一直错误地指导着你，让你不断犯相同的错误。我们要"向内求"，不是把当下的问题解决好就结束了，而是要把思想中错误的意识扭转过来，意识不扭转过来的话还会犯同样的错误。

治病的病根不在肉体而在思想

病人肝上长个肿块，不是消掉这个肿块就万事大吉了，肿块形成的根源在思想，为什么有些人做了手术把肿块消掉后还会复发呢？因为思想还没转变过来。当我们得了大病后，首先想病根在哪儿。一定要从思想上下手，它才是根，就像翻斗车往上翘一样，根在思想上。

我们"向内求"，疾病来了不是光求医生帮忙，要想治好疾病还要"向内求"，在自己内在找根。有些人就想占个小便宜，处处占便宜，结果吃大亏。只要找到根之后，你才能把它解决好，而且以后不吃亏，错误的源头肯定不是外在的环境。为什么空气中有雾霾，有的人不生病你却生病了呢？为什么有人抽烟活八九十岁，有人抽烟得了肺癌呢？有人喝酒得胃癌，有人喝酒不得胃癌，有人喝酒得肝癌，有人喝酒不得肝癌，很大程度上与你的精神状态有关系。

有一次和几个朋友一起吃饭，他们问我，余大夫你是搞中医的，你说为什么有人抽烟活了90岁，结果有的人抽烟只活了40多岁就死了？我说你们只看见吸进去了多少，没看见排出来多少。只看见进没看见排，有些人抽烟后他很放松，第二天吐两口浓痰，出去了。而有的人虽然只吸了两口烟，或者被动吸烟全部进入自己体内了，就得病了。人体有正常的排泄机制，能进能出才能维持正常。

再讲一个关于开车的故事，不喜欢打转向灯造成的后果。我开车有时比较快，按规定左转要打转向灯，但我没有这个习惯，我只从反光镜里一看，后面没有车就拐过去了，向左转不打转向灯。我的车第一次被别人刮就是因为我没打转向灯，和后面的车撞到了，新车左前面被撞坏了。第二次我往右边拐时没打转向灯，又把右边撞坏了，也是因为我没打转向灯的习惯，这是怪我技术不行吗？不是的，我开车技术还可以的，怪后面车速太快吗？也不是的，别人开得也不是很快，更不能怪红绿灯，只怪我思维意识里面没有打转向灯的习惯，所以出了很多小事故，所以我开始慢慢学打转向灯，我每次都自己提醒自己，要慢慢扭转这个意识。

因为所有行为的结果都是意识的投射，都是思维指挥出来的结果，生活中的很多不如意，它只是思维意识指导下产生的一个"象"，一个结果。车刮了，把它修好就可以了，是我的责任我修，是对方的责任对方修，花几百块就修好了，但问题解决没呢？其实并没有解决，如果你思维的问题没解决，迟早还会再发生问题。就像身上长个肿块，医生用刀切了，缝好了，是不是好了呢？你们觉得好了，但到底好了没有？没有好，因为思想没有转换，跟撞车一样，说不好下次还会撞上。西医给你把肿块切了，说这个手术很成功的，结果没2个月又复发了，医生很尴尬，为啥会复发呢？因为你脑子里固有的思维模式还存在，以相同的错误生活方式一直在复制，最后复制出来同一个结果。遇到疾病时怎么办，"向内求"，找思想深层次的原因，这叫标本兼治，治标，从外在治，治本，从内在治。急则治其标，缓则治其本，撞车时当务之急是急则治其标，先把车修好，缓则治其本，车修好后一定要转换自己的思维意识。心脏不好的有心病，要学会放下，不放下心脏病永远好不了，就是偶尔吃药、拍打经络好了，过不了几天还会复发，因为你心里有个结解不开，结解开后下面的象就冰雪融化，很快就好了。人过得苦，苦是因为你思想上苦，从思想上开始反省，转换思维方式后你会发现人生开始转变了。

遇事内求找原因

反复生病的原因要向内找，让部分病人不吃水果是因为水果很多是凉性的，吃后不舒服。有人说吃水果补充维生素，确实可以补充维生素，但你怎么知道自己缺乏维生素呢？当你不知道自己体内是否缺乏维生素时，你天天盲目补充维生素是不是不妥呢？比方说牛奶补钙，鱼能补充蛋白，动物肉补充脂肪和蛋白质，所有东西都是好东西，那把所有东西塞进去合适吗？其实我们吃的大米里面都含有维生素，吃的所有蔬菜也含有维生素，大米含有蛋白质也含有脂肪，我们吃的植物油也含有脂肪。所以，把普通食物吃好后你身体就健康了，不用刻意补，补多了反而容易生病。

当你确实感到咽干，少量吃水果是可以的，千万不要带着执念：水果补充维生素，一定要多吃水果。当大脑下达一个错误的指令后，就会一直犯同样的错误，长期犯同样的错误时就生病了。

当生活中遇到挫折时，处理当下事是必须的，不过更重要的是找内在的原因，不是事情本身造成的伤害有多大，而是指挥事件发生的思维模式，才是万病之源。每个人都有自己的思维习惯模式，如果不转变思维，那下次还会遇到同样的问题。所以，遇事"向内求"找到原因并解决掉很重要。

审视内心，学会化性

人都有习性和秉性，如果你骨子里的东西不改的话，外面的"象"只是偶尔会改变一下的话，那其实是在作假，只是做个样子。借事炼心，借事化性，打破自己的束缚。很多时候我们给自己设定的思维模式，一直让我们犯同样的错误。当事情出现了我们要"向内求"，借这个事来炼心，炼慈悲心、容忍心、宽厚心，让你更加慈悲，更加容忍，更加宽厚，同时化你的习性和秉性。如果习性和秉性不化的话，你会继续犯同样的错误，永远会在坑里爬不出来。所有事情的发生都是在你思想的指导下，憋到一定程度必然会出现的结果，不是偶然的。比如我的车被撞了，因为我没有打转向灯的习惯，所以我的车被别人撞了，这不是偶然的是必然的。为什么是必然呢？因为习惯一直这么做迟早会被撞的。同样的，我们得重病、大病，不是偶然、不是倒霉才得的，是生活中的一大堆诱因所致的必然结果。人生就是这样的，当下所发生的任何事情都不是偶然的，而是必然的结果，是因为在错误的思想指导下走出的一条错路，虽然不好听，但确实是这样的，所以面对问题时我们要借事炼心，反省，"向内求"，借事化性，化掉自己的秉性、习性，从根上解决好问题，下次不犯同样的错误，这才是解决问题的方式。

我们一定要学会炼心、化性，把习性和秉性化掉，把心炼到像水一样，不仅能包容一切，还滋养万物。

现在很多人会抱怨自己怀才不遇，很多时候你觉得单位不好，条件不允许，限制了你的发展；领导不好，限制了你的发展；科室太水，限制了你的发展；有时太忙有时太闲，限制了你的发展。都错了，其实限制你发展的是你的认知，你的认知决定了你的高度和纬度。因为你所有的行为方式，所做的一切，全是你思想指导下的产物，你思想不转换的话，所有条条框框都是天大的事，当你思想转换了，化性后像水一样，什么事都能水到渠成。

有些人很懒惰，你想让他做个大事，那不可能，即便他学历很高。我见过几个研究生，学历很高，却懒得出奇，懒到什么程度，饭吃了碗都不收一下，也不洗，搁在那儿一两天才洗。这样的人永远没有精进之心，没法成就自己。你盖再好的房子，天天不打扫，也会和狗窝一样，所以说福人居福地。福地福人居，为什么呢？因为你是福人，你会自己打理，一个坏地方也可以变成福地。福地福人居，这是一个福地，只有福人才居得了，不是福人居不了。因为懒人住下去，不出一两个月，很快就成狗窝了。哪怕这个房子很破很烂，一个福人过去，他修缮整理，打理一下，可以变成别墅、山庄。如果换一个人过来，不出一个星期，植物没浇水干死了，房子没打扫蜘蛛网、落叶都有了，围墙也垮了，两三个月后成烂山岗了。限制你发展的是你的思想和认知，这么想一想，这个疾病咋得的？一切是因为我们的思想。"向内求"不是逃避，"向内求"是最快缓解疾病的方法；"向内求"是最快的解决问题的方法；"向内求"是让错误事情永远不再发生的方法。

我们每个人都有个小我，非常狡猾，总是把自己包装得很严密，其实是在掩饰一切，叫自己忽悠自己，自欺再欺人，首先自己欺骗自己，然后再制造一个非常"完美"的东西出来，然后再去欺骗别人。这次车撞了，是我不小心，是对方开得太快，是山路太弯曲，总找各种各样的借口来安慰自己受伤的心。自己忽悠自己的心，当下自己解脱了，总认为是别人的事，是路的事，是车的事，不是自己的事，就这样把自己忽悠过去了，其实是自己欺骗自己。一直在自己反复说服自己，叫自欺，这个狡猾的"小我"一直在欺骗自己，编织了一张安慰自己的网，久而久之自己的真我已逃不出这张网了，你永远看不到自己的真性，所以如果不化习性和秉性的话，你会反复营造出一个很"圆满"的解决方案，一直把自己骗在里面，让自己一直沿着自己划定的区域前行，这样永远逃不出这个怪圈。

有个病人找我看病，我问他干啥工作的？他说他病了在休假。我问："啥病？"他说："有点早泄。"我说："早泄影响你工作吗？我想不通。"他说："精神压力比较大，所以没法工作。"有的病人说："有点掉头发。"我说："脱发影响你上班吗？"他说："没心思上班。"他们都是自己给自己画了个圈，所有的"小我"给自己画了个圈，身体不舒服没法上班，必须要养，这样就可以天天在家待着啃老，拖累别人，跳不出自己画的圈。其实如果说现在地震了，他一下就跑出去了，比谁都跑得快。这是求生的本能，本能调动了，一切都好了。我带过病人爬山，爬牛头公园，发现病人都跑得比我快。我是个医生，身体不错，我在后面慢慢走，结果他们先爬到山顶上去了，这是怎么一回事呢？这是因为大家在爬山时忽略了自己的疾病，所以，大家不要过分关注自己的健康和生存状态，跳出这个怪圈，放下执念，正常生活就很好。

学会放下，学会接纳

所有事物都有阴阳两面。当我们遇到困难无法接纳和放下时，我们应该想想其相反的一面，从不同的角度去看待问题，这种思考方式可以帮助我们找到平衡点，求得中道。就像太极文化一样，我们只能看到事物的一面，而不能看到另一面。这是因为我们的观念和思路没有转换，所以无法看到事物的另一面。因此，我们需要学会放下和接纳，这样我们才能包容一切。当遇到好事时，我们应该考虑到它背后可能存在的风险；当遇到坏事时，我们应该想到它可能带来的机遇。因为所有事物都有阴阳两面，没有绝对的好坏之分。即使是看似糟糕的事物，也可能带来机遇和转机。例如，虽然狗屎不是什么好东西，但是如果我们有大量的狗屎，我们可以利用它来加工有机肥料，进而种植有机蔬菜。因此，我们不应该只看到事物的坏处，而是应该从不同的角度去思考它的好处。

小时候，镇上有个搞碳酸钡的加工厂，厂里的矿石弄出来都有股臭味，矿渣没地方扔，只能让人开车拉走，一年花好多钱，坏事是吧？后来厂里来了一个新领导，他请专家过来分析了解到这个矿渣可以抗辐射，它是重金属，可以把它做成砖盖房子，这样太阳光和外界的辐射就都解决了。最后工人把矿渣做成大砖，卖给镇上盖房子用，以前要花很多钱处理的矿渣，一下子变成了供不应求的砖，卖了很多钱。所以，只有站在阴阳两面你才能看到它是怎么转换的，说一念之转也好，说阴阳循环也好，就是要反复转换着看，求得中道，最终不是站在左边也不是站在右边，而是站在中间，学会放下，学会接纳，包容一切。

结语：由外向内，借事炼心化性

总结一下，由外向内，发生事情时由事情向内找，由外至内，借事炼心，借这个事化你的习性和秉性。很多时候我们出事时立马冲出去发飙了，这是不对的，要借事炼心、化性。只有趋于中道，你说的话、你的行为才不偏不倚，才能照顾一切，领导只有站在中道，不偏不倚时所有人才服他。我们身体也是如此，只有趋于中道，阴阳调和才健康，至于阳也不对，至于阴也不对，中道好，不偏不倚。当你时刻趋于中道时，中脉通，你自然通天彻地了。头顶天脚踏地，整个宇宙跟你相融为一体，这样你还担心什么呢？你所面对的是星辰和大海，整个宇宙。

再总结一下，出了坏事要想好事，出了好事要想坏事，要趋于中道，不偏不倚。生病了看着是坏事，但要想好的一面，这样才好得快；中了体育彩票，是好事也不一定是好事，你要拿钱去做点善事，平衡一下。保持平衡，这样你的心态才趋于中道，不偏不倚，通天彻地，人道也是中道，天道也是中道。

我今天在准备讲课内容时，灵感一来写了一首小诗，分享给大家。

> 我来时一无所有，
> 赤条条地来到这人世间。
> 经过无数历练，
> 看似拥有很多，
> 然而反观内照，
> 才发现这一切都不属于我，
> 我纵然费尽心机，
> 最终，
> 无法带走，一丝一毫。

它们只是我的附庸，

包括我的肉体，

我的思想广袤无垠，

我的灵魂如星辰大海，

我愿意用更加包容的目光，

去看待身边发生的一切，

因为包容这一切，

才能解开翅膀上的枷锁，

救赎牢笼中的灵魂，

在我展翅腾飞的刹那，

回头去看，

一切是我，

我如一切。

好好去休息，好好去悟道，总结一句：借事炼心，借事化性，人生要趋于中道，不偏不倚。

第十一讲　礼遇一切

心魔不化解，生活暗无天日

上一讲"向内求"的内容主要跟大家讲要心安，做事但求内心安宁。今天开讲之前跟大家分享一个故事。从前有一个可怜的人，在20多岁时被人陷害，在牢房里整整待了10年，后来冤案告破他终于走出了监狱，人们以为他会非常欣慰，再也不用吃苦了，而且他曾经的坎坷帮助他在以后的人生路上无惧风雨，大难不死必有后福。可是事实与人们想象的完全不同，这个可怜人出狱后并没有感谢那个为他沉冤昭雪的法官，他开始不遗余力地反复控诉咒骂："我真是不幸啊，在年轻有为时遭受冤屈，在监狱度过一段非人的时光，我简直是世界上最可怜的人，天底下再也没有像我这样不幸的了，我依然清晰地记得那个监狱里充斥的气息，那简直不是人住的地方，狭窄得连转身都困难，唯一的细小窗口几乎看不到阳光，冬天寒冷难忍，夏天蚊虫叮咬，我真是不明白上帝为什么不惩罚那个陷害我的家伙，即使他下地狱也难解我心头之恨。"他反复地诅咒，觉得整个世界都欠他的。于是周围的人再也不敢轻易地跟他说话，因为他身上充满了巨大的负能量，他在人们心中已经不再是个可怜的人，而是彻底变成一个令人感到恐怖的人。这个人出狱后没有任何朋友，他甚至会产生幻觉，总觉得自己还是生活在监狱里面。72岁那年在孤独苦闷中他终于卧床不起，弥留之际，牧师来到他身边说："可怜的孩子，去天堂之前忏悔你人生的一切罪恶吧。"牧师的话刚落，他声嘶力竭地喊道："我没有什么需要忏悔的，我需要诅咒，诅咒那些置我于不幸的人。"牧师说："你因为受冤屈在监狱待了多少年？离开监狱又生活了多少年呢？"他用最后的力气恶狠狠地回答了牧师，牧师长叹了一口气说："可怜的人啊，你真是世界上最不幸的人，可怜和不幸不完全来自别人，还有你自己的原因。"

因为一直在抱怨昨天的黑暗，这个人无法看到今天的阳光，他因为受到别人的陷害而入狱了10年，他出狱后没有感激那个让他沉冤昭雪的法官，却一直沉浸在怨恨和咒骂当中，别人囚他10年，他却用怨恨、抱怨、诅咒囚禁了自己几十年，直至无奈地离开这个世界。所以生活中如果不学会放下，永远是自己囚禁自己，如果你苦苦地执着于某个伤害自己的人，那么即使在未来日子里，那个你认为伤害你的人再也不曾出现在你生活中，即使再也见不到，甚至不再有任何音信，可他依然在折磨着你。因为你忘不掉，所以你的恨一直在折磨自己。每个人的宽容都是在解放自己，救赎的也是自己。所以幸福源自内在，很多时候我们的痛苦跟自己的内心世界有很大关系，如果自己内心世界不化解的话，这辈子将暗无天日，永远活在自己设计的囚笼里面，这是自己给自己制造的心魔。

分享完这个故事，我们再回想现在生活中的很多事情，很多人自己给自己设了心魔，过去心不可得，未来心不可得。你把过去的事情一直存放在心底，就会永远背负着这个包袱，只有把自己心结打开，才会有美好的未来。

调整心态，友善待人

在日常生活中，我们常常会遇到一些人，他们的思考方式与我们不同，行为也往往以自我为中心，往往不会接受别人的意见。我就遇到过这种不讲道理的病人。

病人患有痛经，穿着短裙前来就诊。我建议她要注意保暖、避免食用寒凉水果，并且调整生活习惯。她服药后好转了几天，但复诊时再次出现疼痛。她向我抱怨药物无效,丝毫没有意识到是她自己的生活习惯出了问题,她没"向内求"。那遇到类似情况该怎么办呢?即便对方再不讲理再难缠,我们也得调整好心态,"向内求",从自己的角度出发,尽力帮助他们。这是胸怀和格局的问题。只有拥有这样的心态,才能更好地面对生活中的各种挑战。

正如特蕾莎修女所说的,人们不讲道理、思想谬误、自我为中心,不管怎样,还是要爱他们。我们应该始终秉持着这种胸怀和格局,以更好地服务他人、解决问题。

当我们在处理事务时采取友善的态度,有时他人可能会认为我们带有某种目的性,甚至觉得我们是在试图欺骗他们。这种防备心态可能导致他们误解我们的意图。例如,我们好心建议腰背疼的病人进行某些治疗,如摇龙骨和背部刮痧,他们可能会认为我们只是为了赚取他们的钱。还有我们推荐病人吃菊芋来通大便调节血糖,他们可能还是会怀疑我们的动机。

那在面对这种情况时,我们应保持一个良好的心态。尽管有时我们的善意可能被误解或质疑,但我们仍然应该坚持自己的信念和行为,我们是出于关心和友善,而不是为了追求某种特定的目的。当然,我们需要确保所提的建议是科学和安全的。

可能你友善,人们会说你自私自利、别有用心,不管怎样,还是要友善。不管别人怎么说,你还是要去做,凭着本心,心安地去做,只有这样你才能问心无愧,所以我们"向内求"时要追求内心的宁静,凭本心做事。

基于自己的本心和良知去做善事,不计较得失

我们经常招很多义工,有的义工能力不足,过来是带着目的的,有过来偷学的,也有过来是想看病的等等。然而这也是正常的,你成功了自然有人过来,各种原因和动机的人都会出现。但这些现象并非偶然,是由我们的能量状态吸引来的。当他人指出我们的不足并归因于我们的能量状态时,我建议以开放和理解的态度接受这个反馈。

当我们在某个领域获得成功后，自然会吸引一部分人来学习、模仿，甚至偷师。这是无法避免的，因为成功总会引起他人的注意。然而，我们不能因为这些不好的可能性而退缩，害怕成功或者抑制自己的努力。我们应该专注于实现自己的目标，同时认识到这些事情的出现并不代表我们的成功会受到阻碍。

尽管我们做了很多善事，但明天可能就会被遗忘。有些人可能希望他们的善行能像刻在石头上一样永存，但实际上再多的善行最终还是会被遗忘。我们不应该为了被别人记住而去做善事，而是应该以开放和超越的心态去做，基于自己的本心和良知去行动。做善事在帮助别人的同时也是在帮助我们自己，因为我们与外界是紧密相连的，大家是一个生命共同体。如果我们周围的人都很痛苦，我们不愿意帮助他们，那么我们自己也会感到痛苦。只有当我们愿意帮助周围的人解决痛苦时，我们才能感到快乐。

尽管你所做的善举可能明天就被人遗忘了，但我们仍然应当坚持行善。行善并非为了求得他人的铭记与感激，而是出于内心的善良与纯净。我们行善，实际上也是在为自己积累福报，培养内心的平和与宁静。

在人际交往中，诚实与坦率固然重要，但也可能让我们暴露受到欺骗与伤害。商业机密和医术秘方等敏感信息，一旦泄露，可能会被他人用于不正当的盈利或欺骗行为。然而，这并不意味着我们应当守旧保守，对于一些有益的知识和技能，还是应当适时地传播与分享，真诚地付出，凭着本心去做事。

同情弱者，关爱弱者

人们往往容易同情弱者，但真正愿意付诸行动去帮助他们的却并不多。天道在于平衡，而人道则往往偏袒强者。然而，作为有良知的人，我们应当更多地关注并帮助弱者，而非一味追随成功者。通过关注弱者，我们不仅能够培养他们的能力，也能够在这一过程中收获内心的满足与成长。

比如中医村的建设花了不少钱，有人说，山里很潮湿，这房子装修后不过四五年也就废了。观心台铺很厚的木板，刚过了3年就烂了，但还是要建设。很多的基础建设都还是要做的，不可能做一次管一千年一万年，很多民生工程都是这样做的。做什么事不能只求永久，不能说这件事不能持续很久我们不做，只要有意义能造福人类的事情，我们该做还得做。如果我们都懒得做，一拖下去这事就黄了。

前面有段话再补充讲一下，诚实与坦率可能会使你容易受到欺骗和伤害。比方说在马路上看到老头或老太太摔跤了，你扶还是不扶，你一扶可能就被讹上了。我曾经在武汉勤工俭学，骑着自行车后背驮着书，摆地摊卖书。有一次下雨天我骑自行车回学校，一个老爷子是个盲人，在路上走着脚一崴倒在地上，我车刚走到那儿，他一倒砸在我自行车把手上了，然后拉着我不放了，说我擂他，武汉话说"擂他"就是"撞他"，他说："小伙子你把我擂了，要把我送医院去，做核磁共振，做CT。"我说："大爷我是个学生，没钱，我没擂你。"他说："不行，你就擂着我了。"拉着我的车不让走，我说我把自行车送他，我身上只有自行车值点钱。他根本不听，一手抓着自行车把一手抓着我衣服不放，周围老百姓越围越多，围了几十人。一个老人，眼睛看不见，虽然不是我撞的他，但我有口难辩。最后我把身上所有的钱掏给他，给了100多块钱，才让走。

过了几天我上街又碰到一位老爷子，挂了根拐棍，还扛了一根3米长的铁棍，我离他远远的，再不敢靠近了，因为前几天的事给我造成了心理阴影。但是后来遇到了很多事，我想如果我碰到有人摔在地上，需要人扶、需要人救时我还得救，就像很多外地病人找我看病一样，来时病已经很重了，癌症晚期、腹水等，有的已经不行了，这时你出不出手？可能你一出手可能就死在这儿了，咋办？现在医患关系也紧张，说不好听的话，一死在这儿就找你扯皮，咋办？

所以同行和卫生所领导跟我说，一定要注意不要把人治死了。但有些病人确实不行了，怎么办？你不治疗的话他很痛苦，治疗后他稍微舒服点，哪怕在他死之前让他舒服点，我们可以做到，但不能治好，怎么办？还得治！哪怕豁出去还得治，最终感化他，他心境转变后就是回家去心情也愉悦，去世前也很安定。越是大病、重病病人的心态一定是有问题，心态没问题也不会得大病的。但行好事，莫问行程，我们做很多事时可能会出很多问题，这时你问自己的内心，做还是不做，跟世俗没关系，你的内心世界告诉你，这个病人需要帮忙就去做，不要说可能会出什么问题、什么风险。世事无常，什么事都可能发生，你只需问自己的内心，该做就做，无畏无惧。

如果你找到了平静和幸福，人们可能会嫉妒你，不管怎样，还是要快乐

当我们过得幸福时，这往往会引起其他人的羡慕与嫉妒。尽管有时我们会因此选择隐藏自己的幸福，但真正的幸福是无法被掩盖的。我们必须明白，个人的快乐具有感染力，正如《易经》所述，每个人都如同一个能量场，我们释放出的振动频率能够影响到周围的人。如果我们传递出的是积极的、快乐的能量，那么这种正能量将会扩散到四面八方，让更多的人感受到喜悦与吉祥。反之，如果我们散发出的是负能量，比如吵架与冲突，那么这种消极的氛围也会影响到他人，甚至可能引发更多类似的负面行为。

因此，我们应当努力保持自身的正能量场，让自己的快乐、幸福与健康成为一种正面的影响力。我们的每一个言行都在制造能量振动，这些振动会向四周扩散，也会影响到我们所处的环境。就像向湖中投掷石子会产生涟漪一样，我们的行为和态度也会在周围人心中激起波澜。所以，我们不应小看自己的影响力，而应当积极地去创造和传播正面的能量。

同时，我们也需要明白，在帮助他人的过程中，可能会遭遇攻击和误解。无论是用中医中药帮助新冠患者康复，还是揭示转基因食品的危害，都可能触及某些利益集团的利益，从而遭到反对和攻击。然而，我们不能因此而放弃帮助他人的初衷。特蕾莎修女就是一个很好的例子，她无私地帮助他人，尽管有时会受到少数人的仇恨，但她的爱和付出赢得了大多数人的尊敬和爱戴。

我们还要明白，将我们所拥有的最好的东西都献给世界，可能永远都不够，但这并不意味着我们应该停止付出。相反，我们应该持续地将自己的最好给予他人，哪怕最后变得一无所有。因为在这个过程中，我们不仅在帮助他人，也在提升自己的生命价值和意义。看病治病，虽然耗费了我们的生命之气，但这也是一种对生命的尊重和珍视，是一种对他人无私的帮助和付出。

我的大学同窗谢老师从事正骨推拿行业，工作三年后自己患上了严重的颈椎病、腰椎间盘突出以及骨质增生。毕业三年后我打电话问他的近况，他告诉我他正在家中休养。我问："这么年轻，休养啥？"，他说，三年的康复按摩工作已使他的身体不堪重负，现在一身病。

医生在救治病人的过程中，实际上是在消耗自己的生命之气。如果医生懂得呼吸吐纳，能够将周围的能量引入体内并有效运用，那么他们的身体状况会相对较好。然而，如果医生不懂得如何调用宇宙能量，只是一味地消耗自身的生命之气，那么这就像是在挖地一样，会逐渐消耗自己的生命力。有时，即使医生自己已经感到腰酸背痛、头昏脑胀，但面对需要救治的病人，他们仍然需要坚持下去。我曾经有一次从早上看病到中午一点半，看得头晕眼花、心慌心悸，几乎无法继续。然而，就在这时，一个病人来到我面前，他看我一直在忙碌，怕来不及看，就先去吃饭了，吃完饭发现刚好没人，希望我能够帮他看病。虽然我当时已经非常疲惫，但我还是坚持给他看了。这就是医生的苦衷，我们需要将最好的东西，甚至是自己的生命，献给世界，尽管这永远可能都不够，但无论如何，我们仍然会尽自己最大的努力。

忘我地投入工作，可以使我们进入一种天人合一的状态，完全放下自我，感受周围的能量场。有时，在达到极限的时候，我们会突然感受到那个

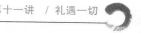

能量场，这是一种非常不容易的体验。

礼遇一切，放过自己

我们为什么要礼遇一切？因为一切皆是道的化身，大道无形，生育天地，大道无情运行日月，大道无名长养万物。我们身边所有的一切，所有的人全是道所转化出来的，我们自己也是道所转化出来的，当我们对某件事非常愤慨时，其实是你的情绪在起作用，你面对的不是一个人而是道，他是道的显化。

那天从武当山过来一个病人，他在武当山求道，听说我在看病，就来找我聊聊天。我说他脾气很大，经常跟家人生气，要学会放下。他说的确是，有些人做的事他实在看不下去，不生气不行。我说："你其实应该感恩他。"他说："他经常做错事，为啥感恩他呢？"我说："你不要把他当人看，当道看，因为他是道所化生，我们天地万物都是道所化生，你还到处求道，当你礼遇他的时候，你给他磕头作揖时不是在对他作的，而是对道作的。他是一种宇宙无形能量的一个汇聚一个化身而已。"

前天有一个修行老师跟我讲，人都是服务于道，我们是道的服务生。因为天地万物全是道所化生，我们尊重别人、尊重一切，其实尊重的是道，我们诚服要诚服于道。说到底，是你和道之间的事，这绝不是你和他人之间的事。当你以这种心态看时，你身体所有的困难、问题，都是你自己没把它想明白而已。我给那个病人讲完后，他突然会心一笑，一下子把自己的心结打开了。因为他到处求道，他的家人就是道的化身，既然是道的化身，我干嘛跟道生气呢？天下万物都是道的化生，就像大海的水一样，这个水分子和那个水分子生气，何必呢？那个水浓度高点，这个水浓度低点，颜色一个深点一个浅点，其实都是水分子，都是一体的。我们生气其实是跟自己的意识生气，没必要，我们所面对的是道，天地万物都是道所化生的，这样理解时，一下子便释然了。

礼遇一切是礼遇道，尊重一切是尊重道，臣服一切是臣服于道。也可以说我们礼遇一切是礼遇佛，我们臣服一切是臣服于佛，从不同的修行角度都可以说。这时我们再看很多不如意的事，其实都是自己没想开。

今晚，我们将共同诵读一首诗，这首诗深刻地阐述了道的理念，写得非常精彩。希望通过这次诵读，我们能够更加深入地理解道，更加坚定地实践道的理念。

人们不讲道理、思想谬误、自我中心；不管怎样，还是爱他们；

如果你友善，人们会说你自私自利、别有用心；不管怎样，还是要友善；

如果你成功以后，身边尽是假的朋友和真的敌人；不管怎样，还是要成功；

你所做的善事明天就会被遗忘；不管怎样，还是要做善事；

诚实与坦率使你容易受到欺骗和伤害；不管怎样，还是要诚实与坦率；

人都会同情弱者，却只追随赢家；不管怎样，还是要为一些弱者奋斗；

你耗费数年所建设的可能毁于一旦；不管怎样，还是要建设；

如果你找到了平静和幸福，人们可能会嫉妒你；不管怎样，还是要快乐；

人们确实需要帮助，然而如果你帮助他们，却可能遭到攻击；不管怎样，还是要帮助；

将你所拥有最好的东西献给世界，可能永远都不够；不管怎样，还是要将最好的东西付出！

说到底是你和道之间的事，是你和天地之间的事，不是你和人之间的事！

? 课堂讨论

在接下来的几分钟里，我想和大家探讨一下人生的选择和坚守。在人的一生中，我们难免会遇到诸多无奈与困惑，即便我们付出爱心甚至生命的代价，也往往会遭受他人的误解和不支持。然而，这并不意味着我们就应该放弃。坚守内心的信念和追求，不被外界所左右，是我们每个人都需要做到的。因为如果我们轻易放弃自己的立场，就如同墙头草一般，风吹两边倒，失去了自己的独立性和坚定性。

无论是种地还是从事其他工作，我们都需要有这样的坚守。有时，我们辛勤努力的结果可能会因为种种原因而化为乌有，比如刚建好的房子可能因城市规划而被拆除，但这并不意味着我们的努力就没有意义。因为我们所追求的，不仅仅是事情的本身，更是在做事过程中所体验到的天地间的道的交流，通过做事来修炼内心、领悟道理。

其实哪怕只活一天也有意义，我们看得通透的时候就会发现做事的最大意义不是做事本身，而是通过做事感受到背后天地间道的交流，借事炼心、借事化性、借事悟道、借事证道，这是最主要的事情。当我们太过关注外来声音时，你可能没法让心静下来做自己想做的事情，有的人回想起来庸庸碌碌过了一辈子，啥都没做成，死之前还糊里糊涂的，就像前面那个例子中坐牢的这个人一样，死之前还带着怨恨。今天上午来了一个病人，我跟他说："要做你喜欢干的工作，吃你喜欢吃的饭，住你喜欢住的房子，一定要是自己喜欢的东西。如果去做不喜欢的工作，你可能会憋得难受，你内心世界不喜欢这个工作，最后发现工作把你拖垮了，所以一定要遵从内心世界，遵从本心，无畏无惧地去做，这一辈子才不白活，才对得起自己。"

师母：你刚才说要做我们喜欢做的事情，但是我的内心告诉我，我要喜欢我正在做的事情，这才是最重要的，叫活在当下，关注自我。喜欢我正在做的任何事情，这才是最重要的，才是活在当下。比方说我的理想是当一个时装模特，我就是想当，可是我的身高只有165cm，但时装模特都得170cm以上，我一生就执着于当模特，但没有那个先天条件，这时我怎么办呢？我如果一生要追求我喜欢的事情，那我一生都不快乐。这时我还不如安在当下，努力去喜欢我现在正在做的事情。因为有时兴趣是可以培养的，心理学有这样一个概念，比如说将一群人分成A组和B组，我给A组每个人很多钱让他们做一件事，B组人做同样的事情但给很少的钱，A组人会产生一种错觉，我做这件事情是因为我得到大量报酬而不是我的真心，这是人性的弱点，凡事要为自己找个理由：我并不喜欢这件事，但只是看在钱的份儿上。但B组做同样的事你给他们很少的报酬，如果他们还愿意去做，那就是他们真心想做的。人类没有我们想的那么自知自悟，人没有自己想得那么清晰地了解自己在想什么，到底喜欢什么爱什么，人没有那么理智，我们人类很多时候会被自己骗。我觉得最好的境遇不是说做我喜欢做的事，而是喜欢当下所有的状态、所有的环境，我去努力喜欢我当下的状态和环境，慢慢地真的喜欢了就快乐了。你们问一下自己10岁喜欢的事情还记得吗？20岁喜欢的事情还记得吗？30岁、40岁、50岁、60岁……人是会变的。因为人不是恒常性的动物，人是变幻的动物，人的心会随着境转，这个世界上心如磐石的人太少了，大家的心都像水中的浮萍一样，水流一来就漂了，在这种情况下不如安于当下，喜欢自己正在做的事情，然后努力去做，做着做着就有趣味了。比如说我喜欢医院收费员的工作吗？不一定，但我认真地收费，认真地跟每一病人解释，我告诉他们要注意什么，把我所学的传递给他们，然后慢慢地，他们回馈我，他们得到帮助我很快乐，我就享受这份带给我的快乐。再比如说那个煎药员真的喜欢熬药吗？未必，但他用心地熬每一份药，有很多人用他熬的药治好了病，他觉得很满意，会得到这份工作带来的快乐，慢慢地会喜欢上这份工作，就是这样的，这就是一个培养的过程。不是去做自己喜欢的事情，而是喜欢自己正在做的事情。我当下是什么状态，我努力去喜欢当下的状态，然后我就可以做得很好。这是我的观点，有一点点不一样。只是拿出来跟大家分享一下。

喜欢当下的事情，这是对事的态度。就是做好当下是你做事的态度，但人生的追求是追求自己喜欢做的事。我们活在世上，珍惜每一份工作、每一件事，这是态度问题，活在当下就是非常细致地练自己的专注力，我们是道的服务生。

所有的事看着是在做事，其实是在与道沟通，与佛沟通，与天地万物沟通，其实没什么差别。任何事都是你修行的法门，让你入静、让你成就的门道而已，你看破后做什么都无所谓，但是在你没看破之前，你可能对做的事很抵触，怎么办呢？还得专注地去做，因为这是处事的态度问题。

你很抵触地做和你很喜悦地做时，对你人生的提高是不一样的，你勉为其难、很抵触地做，对你的修为提高很不利。但如果做一个喜欢做的事，对你修为提高会很快。所以我认为应该尊重当下做的每一件事，这是态度问题，然后追求你想做的事。

其实我的梦想有3个，当医生、厨师、木匠。我很喜欢做菜、研究菜。我也很喜欢做木工，对于房子的装修设计，我的空间想象力也很丰富。我当医生切脉时专注切脉，通过切脉我可以感受很多东西，这对我提高修为是很好的。假如我现在不干这了，叫我写字，我不得不写字，虽然写但有点抵触，不是很喜欢，我也能一个字一个字地练，写得很好，但它对提高修为慢些，但如果我得道后，开悟后再来做事，其实每个事都是一样的，无所谓。因为所有事都是一个法门，都是帮助我借事去悟道，真常须应物，应物要不迷，做事就是应物，应物要不迷，做什么事都可以，什么都可以做。开悟后再谈事就不一样了，没开悟之前做事，就需要选择对你帮助最快的事做，这是很有帮助的。但如果你现在还没找到或没机会做你喜欢干的事情，那请尊重你当下做的事，这是处事态度问题，不能做一天和尚撞一天钟。言归正传，哪怕受再多的委屈，再多的不理解，再多的压力，还是要遵从自己的本心去做这些付出爱的事情。

第十二讲　链接

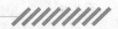

　　今天我们继续讲"向内求"。我一直在想，怎么样用比较直观的方法让大家明白"向内求"的意义，一直在构思怎么样把它讲明白。在5天前，我吃早餐时想到有部电影叫《阿凡达》，其中讲的一个片段是主人公前海军杰克，他受伤后双腿残疾，以轮椅代步，后来接受政府招募，化身"阿凡达"去往遥远的潘多拉星球开采矿石的实验过程。大家可以去看下这部电影，体会一下。

肉体的行为是由内在的思想决定的

　　杰克双腿残疾，他被放在一个实验箱里面，科研工作人员制造了一个和潘多拉星球一模一样的人出来，即阿凡达，但是没有思想，它需要在跟杰克链接后，才能走路、说话。如果链接突然消失，这个人立马躺地上，就像植物人一样，有呼吸但不能动。刚刚链接时，杰克大脑非常活跃，神经匹配达到90%以上，链接后他非常兴奋，因为他腿有残疾，之前不能自由运动，所以在链接后他就迫不及待地尝试跑出来运动。大家注意到没有？实验箱里真正的杰克是躺着的，他在指挥另外一个替身、肉体，与其链接后，才能去跑步去运动。

　　在人生的过程中，我们实际上都渴望去做那些肉体欲望所驱动的事情，但这些事情实际上是内在的真我所渴望的。肉体就像杰克的替身一样，有着自己的需求和欲望。当替身能够自行下床时，他会感到非常兴奋，认为自己终于能够自由行动了。但真实的杰克还在箱子里，这只是他的思想指挥腿做出下床的动作而已。

凡心不死，道心不活

杰克的替身回到房间休息时，杰克就开始醒过来了，就好像我们肉体在睡觉时，另外一个真我开始醒过来一样。我们是两个人，看似肉体在这个世界非常真实，但是背后却是真我在操控肉体，所有的动作都是思想在指挥着，一个是凡心一个是道心，凡心不死，道心不活，只有当我们对这个世界彻底放下，彻底关闭时，另外一个才启动起来。所以道家佛家为什么要打坐、入定。相应越多，越不容易唤醒，你们可以从佛学这个角度去看这个电影，如何唤醒真我。

杰克的实验室里面遍布设备和仪器，他的朋友说：欢迎回来。你们回去过没有？从来没有回去过，因为我们一直将真我和肉体进行链接，一直没回去过，假如我一直在兴奋，一直在这个世界迷茫，那真我就一直没醒来过，可以理解吧？所以杰克的朋友对他的真我说欢迎回家，欢迎醒过来。你从这个角度看电影非常有意思，这个导演把佛学的精髓融入到电影里去，如果你只把它当普通的电影看，意义不大。但从这个角度看，会让你产生很大灵感，会让你恍然大悟。

链接顺畅，学得就快

问大家一个问题：操控枪的技能，肉体会操作吗？这个替身会操作吗？杰克是上校，他在指导肉体操作，如果没有上校指导的话，只有肉体，像潘多拉星球的人一样，从来没有见过这个设备，怎么会操作呢？然而阿凡达能操作这个设备，是因为他从上校那儿下载了操作设备的方法。会打仗的士兵，都会操作枪械，所以他拿起枪就可以用，这是因为他背后高纬度的智慧会用，所以他不用学就行。链接好了才能下载，如果杰克的替身跟杰克的链接不是很顺畅的话，他没法把意识传给他，这个替身也不会操作枪。

大地上所有的植物之间都有信号的传递，信号从树的根部出来向所有树叶输去，它们并不是孤立的树，有时山上死一株树，周围所有树开始生病，它们相互之间有信息沟通，就像我们人一样，我们人之间有信息沟通。世界上所有植物都有信息沟通，在地下形成无形的网，就像电网和手机网络一样，有各种各样的信号网，地下有各样信号沟通。我们要以这种思路看天地万物。

杰克的替身跟他的队伍走散了，天黑后受到各种野兽的攻击，他很害怕，要保护自己，他在部队当兵时学到的知识发挥了作用，火柴、油脂、火把全是现实中他的操作，是杰克通过信号传给他的。如果没这个火把，杰克的替身（阿凡达）可能被野兽干掉了，点火把这个行为不是他现场学的，是杰克传授给他的信号，因为他俩链接在一块儿。一定要记住两个人合二为一时，杰克才是最厉害的，阿凡达只是他的替身，阿凡达像辆车，杰克是个司机，杰克在操控他。所有的行为，所有的知识运用，全是杰克给他的。

我走路或扎针时，有一种无意识的行为，告诉我这么做。比如扎阴阳九针，不是我当下经验的积累，因为有些针法当下我都没扎过，但病人来时我觉得扎这个针就有效，我经常会有新的组合针法出来，它是一种下载，当你非常清静时你会下载很多东西来应付当下事情，非常快，非常方便，所以清静很重要，做链接。

人开悟、醒来，会看到不一样的东西

当杰克把火把扔掉时，突然看到植物发出光来，身上也发出光。王凤仪老人的《化性谈》说，天下大白，他看到光。当我们真的开悟后或对人生很多东西突然明白后，再看这个世界会突然发光，所有植物都会发光。我曾经有一次讲阴阳玄，一边阴一边阳，一阴一阳谓之道，中间是阴阳玄。我在想什么东西能打通中脉，对阴阳玄有好处。因为人体阳和阴最难进行沟通，要

么阳太亢，要么阴太亢，互相渗透不了便不能沟通，其实阴阳玄很重要，怎么把玄疏通，想了很多方法，突然明白，叶子的正反面就是一个阴一个阳，叶子就能沟通阴阳玄，吃带叶子的菜就能沟通阴阳玄，所有叶子都有效，喝茶叶，解决玄的问题。我开车时候一下子想明白了，把方向盘一拍，明白了，结果一眼望过去，所有植物的叶子上都有一层光。人悟到什么程度，就看到什么东西，你悟不到就看不到。

我们只有把什么是真我，什么是假我看明白后，对当下很多事不要太执着时，才知道什么是回家，什么是化性，什么是醒来，把这些词汇搞明白后你的心自然静下来了，不然你永远是糊涂的，把所有假当成真，你沉迷在假里面，使劲地相应，容易把内在的我拖垮。

杰克的替身在应付所有事情后，经历了一个晚上，第二天非常疲惫，为什么呢？因为大脑不停地指挥，神非常疲惫，只有放下时才不会疲惫。

潘多拉星球的神树开的花选择了杰克的替身，然后拯救了这个星球。我们人生很奇怪，肩负的历史使命有多大连自己都不知道，为什么杰克的替身到这儿来，被这个星球选中，最后由他来拯救潘多拉星球。同样我们来到这个世上也是有使命的，每个人都有使命，我们只是没找到自己的使命，当你找到后会发现，即使在假的世界过得也非常有意义。

杰克这边一睡，恍然一梦，那边就唤醒过来，他非常疲惫，在那个星球经历了一昼夜的奔波，所以非常累。这个世界看着是假的，但其实也非常有意思。前海军杰克醒过来时让人们猜他去哪儿了，他肉体没去但他的意识去了，他的意识以阿凡达的形式在那个星球玩了一圈。人世间非常奇妙，因为我们一直没醒过来，一直把假的当成真的，但真的醒来，发现假的也很有意思，它是另外一个角度的。所以把心态放轻松，接下来看阿凡达在潘多拉星球时怎么对付那种恐惧。

当森林猛兽攻击他时，他用枪和猛兽搏斗，处于极度恐惧时，到处逃命。想一想在我们生活中有没有遇到恐惧，就算杰克的替身被猛兽咬死了，杰克会死吗？杰克在实验箱，是他的意识在恐惧，当我们真正明白这个道理后，本我从肉体抽离时才发现这个肉体就算死了，本我也不会死。杰克不会死，前海军陆战队员不会死，这时再来看我们生活中发生的所有的恐惧，其实只对假我造成伤害，伤害后意识会让真我受到恐惧与惊吓。如果把它抽离、看淡，在这个世界就不会受到外界的恐吓，假想这只是个游戏，自己在操控肉体，假的东西在玩，玩累了换一个游戏再玩。

这个链接是可以断开的，开关一按链接一断他就倒下去了，为什么有些人突然倒到地上去了呢？医院查也没查出问题来，因为链接断了。我们肉体每一块肌肉、每一块骨骼都在受它的指挥，当链接断开，不再指挥肌肉、神经、血管，就倒下去了，你从这个角度看这个电影真的非常有意思。潘多拉星球公主的坐骑与她们的弱子链接时，动物和她就会发生感应，她们和鸟就融为一体了，这时骑着坐骑在天上飞，操控非常顺畅，鸟就是她，她就是鸟，彼此融为一体。

人与人，人与物，都有链接

长期开车的人都知道，当车开得很娴熟时，人与车是一体的，车前面轻微震动一下你能感觉到，你开着车，车后面被人擦一下，即使很轻微，你也能感觉到，就叫人车一体。家里养的狗，你抚摩它一下，跟狗建立链接时，人跟狗是一体的，你跟它链接得很好时，跟狗感情很深，它就知道主人的情况，你也知道它的情况。

人与人相处，链接很重要。动物和人一样，链接也很重要。如果没有链接的话，人与人相处就是两张皮，我说话你听不懂，你说话我也听不懂，各人按各人方式行事，企业就没有凝聚力。我执越强就越不愿意与别人链接起来，当放下我执，成为一张链接网时，大家彼此沟通非常方便，可能一句话一个眼神或者随便一个动作就知道啥意思，如果没链接上就难上加难，沟通很累，所以链接很重要。

我经常叫学生去种地干活。为什么呢？其实干活的目的是促进肉体和本我链接，你在做精细活时，记住是本我指挥手在切菜，但如果你不经常做这个训练的话，指挥不了你的手，肉体和思想链接就不是很顺畅。一个球打过来，你思想是在接球，结果手没伸出去，球跑了，思想反应很快但手慢，链接顺畅后，一下接住了。链接要很顺畅，培养动手能力不是练手灵活，手灵活的背后是肉体和思想的链接。很多年轻人动手能力很差，思想非常丰富，经常从高维度下载东西，结果到手边时手不会动，都不会操作。在中医村我叫学生每天挖地干活，他们都缺乏动手能力，不会链接，思想再丰富，不能转化成现实的成果，肉体不会操控，不会用，就像杰克的替身阿凡达一样，哪怕他作战经验再丰富，他们两个链接只有60%的话，能成事吗？成不了，所以经常做些精细活体力劳动，经常动手动脚干些活，可以促进肉体和思想的链接，不然永远只是思想者不是行动者，只有链接好后，才能想到一立马做成一，想到二立马干到二。

　　链接好时反应快，有一次我从门诊部开车回来，准备拐弯进到院子里时，旁边有车开过来，我们俩速度都很快，就那一刹那我们同时踩了刹车，我们两个车之间大概只有1cm就撞上了，同时停住了，如果指挥的思想链接和行动不顺畅的话，我晓得刹车但反应慢了500ms车就撞了，就看反应快不快，手的反应越快说明链接越顺畅，想链接顺畅的前提是多做些手头活精细活，这样肉体才会链接。当你链接好时，你的思想从高维度下载能量，对肉体也有帮助，可以促进肉体恢复。

　　这个世界的人有两种，一种过分注重肉体的锻炼，不太注重高维度的下载，像农民一样，只知道把手上的活干好就行了，思想上没有成长；另外一种人，过分注重思想提升，而不注重身边的活，认为没多大意义。这两种人都偏了，只有执于中道，把思想和肉体融为一体后，链接好了你才过得幸福。你的思想转化为现实，才能很顺畅地转化，多学会链接自己，自己跟自己链接。

潘多拉星球公主从上面掉下来时非常快，眼疾手快很迅速，她的身体里面有没有一个真我？有。阿凡达是假的肉体，他的真我是杰克，他们俩通过这种链接在一起。如果杰克死掉，杰克的替身立马倒下，公主的背后有没有一个真我存在呢？肯定有，她有思想，如果她没有思想，她的行为怎么指导她呢？她的所有行为都是背后的真我在指导，它们的链接非常顺畅，比杰克与阿凡达的链接还顺畅。杰克是不得已用一部机器来链接，而她是原配的，从这个角度看有意思得很。公主们可以通过辫子与潘多拉星球上的神树链接，神树活了很多年，有很多记忆。

这说明什么？我们除了与自己的本我链接、人与人链接之外，我们还可以与身边有灵性的植物链接。这棵神树活了很多年，他们的所有祖辈都跟它链接过。一座山一棵树，都有灵性，我们要尊重大自然的一草一木。这山看似就是普通的山，但这山存在了多少年，存了很多记忆，整个宇宙的记忆，几千万亿年都在里面，我们没有链接上所以不知道这些东西存在。当我们非常宁静，跟天地万物链接时，你会获得一些超越想象的东西。

与天地万物建立链接，才能获得更多能量和信息

天地万物是个庞大的体系，不是孤立的。每一棵小草都头顶一颗露珠，道滋养着万物，每一棵小草、每一个人都在天地之间，都在道的滋养下活着，都是整个地球的一份子，它们构成了一个大的体系。举个简单的例子，当春天来临时，万物都开始气往上蒸腾，都会发芽、开花，都会蒸蒸日上，它是整个体系，不是孤立的。我们要做的事情不是把自己孤立起来，而是要融入这个体系里面去，融入天地万物之中去，这时我们才能获得更多能量、更多信息，身体也会更加健康。现在我们往往把自己孤立起来，这是我的车，这是我的房子，我的家，这是我的这也是我的，给自己画了个牢笼，当你越孤立、越独立、越故步自封时，我们跟整个大自然，跟天地宇宙就脱节了，这时我们就得不到能量了。得道者多助，失道者寡助，当我们越放开

时，获得的信息越多，越不孤单。

说实话，为了讲电影《阿凡达》与链接的关系，我那天晚上陪着我女儿看了一个小时，同时把对我的触动记录下来，我是想通过这个片子告诉大家，在我们每个肉体背后都有一个真我存在，我们所有行为都由真我指挥，我们生活中所有痛苦、所有挑战不会伤害你，也伤害不了你，它伤害的是你的肉体，不是你。杰克的替身阿凡达，在外面经历再多的风险、挑战，只会伤害到阿凡达，不会伤害到杰克，但是会耗散他的神，能伤害他的是他的情绪、他的意识。很多伤害是通过肉体的眼耳鼻舌身意，对应色香味触法，让你情绪产生波动，最后伤害到你的神，当你内心平静时，外面所有的一切都不会对你造成伤害。这分为三个境界：看山是山，看山不是山，看山还是山。在初级阶段，看山是山，就会被情绪伤害，当被伤害得精神疲惫、头破血流，再回过头看明白后，看山已不是山，它已经伤害不了你，但人活在世界上要应付一些事情，还得处理，看山还是山，而看山还是山的前提是已经看山不是山了。活明白后，我们更加超然、潇洒地对待这个世界，以出世的心态再入世活着，以出世的心态做入世的事情。

"向内求"很难，《阿凡达》这部电影的导演就想通过这个故事来告诉这样一个原理，我们要学的是知道这个原理是怎么构成的，然后去实践。你可能三番五次，还是找不到，还是没法明白，但是知道原理是这么回事，就像你开着车遇到泥潭、险坑，很紧张怕出车祸。就像车撞石头上了，当时很心疼，再一想这是我的车不是我，我又没受伤。所以我们出了车祸第一时间打电话给交警时，交警首先会问司机有没有受伤害，司机没事便是小事。司机是"真我"，车是"假我"，只要司机没受伤害，就是小事。

结语：感受内在与外在的链接

今天就讲到这里，希望大家能从《阿凡达》里明白里面的"我"，从"我"这个角度看《阿凡达》，你会发现很多感触，不要把它简简单单当个科幻片欣赏，它是有很深的内涵的，会唤醒灵性的东西，包括阿凡达跟潘多拉星球公主的爱情，包括他跟自己同族打仗，帮助别人，很多这种心理斗争都值得我们学习，里面有很多好东西，这部片子拍得非常好，这部电影我就看了一遍，但过了五六年我吃饭时突然想起来了，结合自己的工作和生活，一下子顿悟了很多东西。

第十三讲　　输入和输出

　　上一节讲的《阿凡达》，讲的链接，杰克和他的替身阿凡达之间的链接，如果链接不好的话，他就没法正常指挥阿凡达。我们每个人都有个内在的本我跟肉体链接，你思想能不能指挥你的行动，你的想法能不能通过你的行动实施。很多时候我们有一千个想法，能实施的不到1%。每天有很多很多念头，结果你能真正落于实际的、能成功做成的，不到1%，所以大部分是妄念。但如果你的内在很强大时，念头一动，这事就成了，心想事成。心想事不成，一是内心不够强大，二是链接不好。通过上次的分享，借阿凡达的故事让我们感受到内在的存在，同时做好内在和外在的链接，通过外在哪怕是假的也好，找到内在的本我。

　　今天讲内在的本我和外在的假我的输出和输入的过程，光链接没用，还要有输入和输出的过程。经过这样层层剖析后，我们会知道"向内求"对我们的人生、健康、事业都有帮助。

动是输出，静是输入

　　中医理论指导养生，有一句话叫"动则生阳"，通过运动，心跳加快，使整个代谢加快，整个有形的物质向无形的能量、气转化。动时我们浑身发热，如果大家背心凉、脚凉时出去跑上一百米，再回来感受一下还凉吗？就不凉了，这就是输出的过程，不仅是肉体的输出，更是从深层次的内里到肉体，层层往上输出的过程，从最核心往最外释放的过程。

现在这个社会，我们之所以静不下来是因为是一直在输出。天气冷，吃很多食物，吃羊肉火锅，吃那么大一盘羊肉，吃那么大一碗饭，还是饿。为什么呢？因为在消耗，在输出，不停地产生念头，不停地消耗。当你心静下来时，是输入的过程，如果你不输入只输出的话，吃再多都会感到饿，因为消耗太多了。

输入、输出不畅都会导致健康问题

真正修行的人，或者身体很好的人，吃得少，哪怕只吃点青菜，吃两颗枣，吃两颗核桃，只吃一点馒头，吃一点点东西，都不是很饿，因为他们更注重输入的过程。而我们一直在输出，所以感到饭量很大，吃得很多还是饿得很快，这就是因为输出太多了。

白天人体气机由阴向阳转化占优势，晚上气机由阳向阴转化占优势，白天肉体从内在核心向四周释放占优势。有一个前提，你能不能输出去还另说，虽然你从核心向四周输出产生很多想法，消耗很多东西，但没输出去，身体没实现，虽然在输出，但没输出到极致。举个例子，地上有一棵树，从地下吸收养分向上输送，输到半中央没输送到树叶、树枝上去，所以叶子是黄的，树枝是枯萎的，它不停地输送却没输送到上面去。我们现在很多人的情况是我们不停地想输出，但肉体和内在链接不是很通畅，结果输一半没输出去，肉体还是很虚弱。如果真正能输出去的话，肉体应该会健康。我们真的能从内在核心输出去后，手脚是很灵敏的，皮肤很光泽，气血很通畅，反之我们从内在不停地输出时，脑袋静不下来，产生很多念头，链接不好没有输出去，人体反而不健康，正常情况是能输入且输出去。读书时你发现身边有很多朋友很会玩的，之后可能会成就一番事业，因为他能输出去。并不是不会玩的脑袋就没有念头，他也会不停地产生很多想法，只是没有输出去。当你产生很多想法但没法输出去时，你的思想不能指导行为，还是在消耗，还是在输出但没输出到极致，就不容易实现梦想。所有三维世界能实现的东西全是你意识的输出，产生念头是好事，但一定要输出去，输出去才能做成事，输出成就别人也成就了自己。就像太阳一样，释放了光和热，照亮了别人，同时反过来也照亮了自己。就怕憋在里面，想输出又输不出去，内伤了自己，产生了内耗。要通达，比如大家鼓掌其实就是在输出你们的想法、念头，就怕心里想鼓掌就是不鼓，憋着。所以输出时其实是在帮别人，在照亮别人，当你输出时你肉体自然好了，为什么呢？因为从内在从核心层次输出时可以达到四肢末梢，双手就热乎了，就如同现在大家鼓掌，手就变热乎了。

但如果你内心憋了一百个念头，结果只输出了一个念头，还没开心地输出去，最后99个念头憋死了，有没有消耗呢？照样消耗了，在体内消耗，卡在体内，我们中医叫郁热，郁闭在里面，脑袋是昏的，手脚发烫。

晚上人体的气机由阳向阴转化占优势，叫输入。我们能好好输出后，才能很好地输入。因为你能彻底输出到极致时通道打开，那么由阳向阴转化通道也是通畅的。如果内心没有心事很敞亮，念头都能实现、能转化的话，睡觉就会很安稳；如果内心憋了很多事输不出去，念头和想法不能变为现实，每天坐在这儿不动，天天就是不动，内心思想很丰富像个哲学家，但手脚像个残疾人，想得再多，不去实现，最后晚上睡不着，因为输不出去就收不回来，收回来也是需要通过这个通道，也卡这儿，所以输又输不出去，收又收不回来，吃也吃不下，动也动不了，就只会说只会想。

当然能说也是本事，就怕说也不会说，空想。培养小孩儿、培养自己一定要按这种模式，好好地输出去好好地收回来，这样整个气机通道从内到外层层打开，"心无挂碍，无有恐怖"，都很顺畅。如果不能层层打开，不能心无挂碍的话，你想"向内求"都是流于口头的，你想实现梦想也是流于口头的，因为你没有链接，没有输出去怎么实现梦想？你说想喝水，杯子放这儿，想喝水，想喝水……想一百遍也没用，想一遍，端起来喝，就实现小梦想了。人生就是这样，看能不能正常地输入和输出。

如果能理解通透的话，你会非常心悦诚服地做一些实现自己想法的事情，当你产生做善事的念头时你就去做善事，安心做。当想睡觉时安心睡，自然会流畅。我观察小孩子，比如我女儿，她要睡觉时，前一会儿还玩得活蹦乱跳，睡觉时躺在床上一会儿就睡着了。而我们成人呢，想睡觉，躺在床上做思想工作暗示自己要睡觉了，准备睡觉了，吃片安定，喝点盐醋水，还用热水泡泡脚，用了很多招，折腾半个小时，结果躺在床上折腾半个小时还没睡着。因为卡在这儿了，想输出又输不出，想输入又入不了。当我们内在很通透时，睡觉就是一种享受，睡觉就是入定。修行打坐是入定，普通老百姓不懂得打坐，好好地睡觉就是入定，不要觉得入定好像很神奇，好好地睡觉就是入定，好好地干活就是释放，就是通达。

出入不平衡会导致健康问题

输入和输出构成了一个循环，没有输出就没有输入，这是一个相互关联的循环。地气上升为云，天气下降为雨，天地之间存在着一个输入和输出的循环过程。同样地，人体也遵循着输入和输出的规律。能量在体内输出去后再输入，这是一个能量转化的过程。如果只有输入而没有输出，就会像黑洞一样吸附所有能量，导致身体失去平衡。天地有一个正常的循环，人体也是如此。白天清醒时，阳气释放出去，晚上则收回来。这些都有重要的意义。

阴阳互根，天上的云和地上的水是互根的，所以"地气上为云，天气下为雨，雨出地气，云出天气"，这句话有点拗口，雨为什么出于地气呢？因为只有地气升到天上后，天上的云才降为雨，所以看着是下的雨，其实它是天上的云转化的，而云是地上的水，地气上升而来的，叫雨出地气，云出天气，它们是互为根的，阴阳是互根的，互相转化的。

无输入则输出乏源，晚上不好好睡觉白天就没有精神，只有输入之后、内在能量提升后才有能量释放出去。无输出则输入无源，不输出的话，想输入也不现实，所以叫舍得，先舍再得，输出就是舍，输入就是得。从做生意的角度、商业的角度、养生的角度、中医的角度、修行的角度，无处不是这个道理。舍得，先输出再输入，得舍，你得到后还要再舍，你才有更多得，它是相互的，得和舍是一个循环。汽车要跑起来就要加油，你不给汽车加油怎么跑得动？

失眠的病人，白天过于闲，输出少，晚上输入也会减少，因为他消耗得少不需要向内转化多。白天很闲，东逛逛西逛逛，没有很多念头很多想法，结果他没有消耗，晚上睡眠就差一些，怎么理解呢？比方说手机，充电是输入，用电是输出，晚上充完电白天要用。如果晚上充满了早上起来设置成待机模式，到晚上一看才用了10%的电，你再充，也只能充10%。如果你昨天晚上充满了，今天用了一天，结果手机电量只剩1%了，今天晚上再充就可以充99%，就这么浅显的道理。越是睡不着觉的，白天越是要稍微动一动，晚上睡觉就好一些。

有的病人说怪得很，昨天晚上睡得好的话，今天晚上一定睡不好。星期一睡得好星期二睡不好，星期三睡得好星期四睡不好，周期性的。因为你星期一睡得好，星期二白天没干活，所以星期二晚上睡不着，结果晚上耗一夜透支一夜，星期三就睡得好了，你折腾一下把晚上的睡眠折腾干之后第二天晚上就睡得着了。所以白天干干活，输出一下，做公益也好，干体力活也好，都可以，干嘛躺在床上像煎干鱼一样煎熬？想通后你会越活越快乐，想不通越活越痛苦。你可以白天好好地干，干啥都行，为社会主义做贡献，不可能晚上睡不着觉，快乐的人越活越快乐，不快乐的人越活越不快乐，白天不动，晚上睡不着，这只是很粗浅的睡觉问题。修行也是这样的，你想成仙成佛，首先要成人，做一个俗人，为社会劳苦大众做事，你才有成就的机会，就像一朵荷花开花之前，根要扎在淤泥里，如果荷花的根不扎在淤泥里，它怎么会开花呢？没有能量啊，下面是阴，上面是阳，它从阴中吸收养分才行。

树的生命启示，树下面的阴、水分、土壤养分通过树干向树叶释放出去，如果不释放出去，叶子就会枯黄，它输送上去需要树干的链接，如果把树皮割断，树还能活吗？活不了，整个树皮树干是通道、链接。上一节我们讲了链接和通道，树下面的水分、土壤为根本，叶子为末，如果没有本，叶子就枯黄了，树就死了，不能本末倒置，本向末输出时，末才茂盛，我们内在的本向外在的末释放时，外在的末才健康，肉体不健康即末不健康，是因为本没有真正向外释放，当你无私地向外释放，末自然就好了。末，这个叶子在阳光的照射下会进行光合作用，再把能量向下输送到本上去，这不是一直在输出，而是在输出的同时还在输入。

自己掌控能量，吸收宇宙能量，并向宇宙释放能量

黄豆、豌豆、绿豆……所有豆科植物成长时根部有根瘤菌，它有固氮的作用。通过光合作用，把空气中的氮通过太阳光布到根部去，成为根瘤菌，能够肥地。植物学家跟我们讲，他们搞自然农法不用施肥，如果地不肥沃时，种一年豆科植物，第二年地就很肥了。种蚕豆、豌豆不需要很肥的地，相反很肥的地能长得高却不结果，而较为贫瘠的地反而能密密麻麻结很多果，这叫自带能量，即植物通过自身固氮作用和光合作用来获得养分并提高生产力。

植物自己控制能量，聚集起来收到根部去，在根部固定起来，并在需要时释放出去，所有植物都是这样，如果把树的所有叶子都摘光，或蝗灾时蝗虫把植物的叶子吃光时，树死了没？暂时不会死，但过几天就死了，不信做个小试验，把小树的叶子摘光，等发了嫩芽再摘掉……折腾个十天半个月，这树就死了，整个树得不到外面的能量就死了。一样的，如果你在这儿苦修，没有大众的供养，还是修不成。你天天打坐，修你的本，没有外在的能量输入进去，饿都饿死了。所以还得输入，输入和输出是互根互用的，本身就是一体的。从外向内输入时看着是叶子在输入，其实是周围无限大的宇宙能量在输入，它是借叶子这个媒介，阳光、空气、氮、二氧化碳……所有宇

宙能量通过叶子这个媒介进入树的体内，同样的，我们接收的整个宇宙能量都可以进入体内，都可以加持，不要小看输入的问题。

输出呢？看着是根向上输出，其实是整个地气、地脉，可能是山上的雪水的能量流到这儿，也可能是地下河流提供能量，所以不止树根这么大点儿地方，它是整个一体的，输出是一体的，输入也是一体的。树不是孤立的一棵树，它立于天地之间，它的叶子可以接收宇宙能量、太阳能量，它的根可以吸收大地能量。这样看，你所对应的外在不是你一个人。

有人做过统计，一个人只要通过6个人就可以跟世上所有人进行链接。你想和世上任何一个人链接，只需要6次就行了。整个世界其实都跟我们相通，只是链接的深度不同而已。同样，树叶跟外界链接，树根与大地链接，只是深度问题、广度问题。如果仅仅知道树以根为核心，没打开的话，输出不顺畅，输入也不顺畅，所以感到能量非常小，非常薄弱、虚弱。当你真正明白输出有6个人，输入有6个人，你还担心什么？能量够大了。

我们现在脚踩地球，地球像个风火轮一样，被我们踩着跑，同时，我们头顶的是宇宙空间。这样想时，你会感受到一种与平时不同的能量，它让你觉得整个世界变得更加宽广，所有的烦恼和问题都变得微不足道了。

借假修真

借假修真，没有假我的觉知与大自然链接，就没有内在的真我，内在的真我就没法提升。没有外在肉体的眼耳鼻舌身意，感受到色声香味触法这些觉知，就没有内在真我能量的提升，就像树一样，没有树叶在空中吸收能量，树根就没法长大。我们对外的形象、能量，来源于内在的我的能量。比方说我昨晚没睡好，今天很生气，很疲惫，精神不济，体力很差，外在的一切是内在的展现，内在能量的提升是外在一切的回归，这个关键要搞清楚。如果不把外在搞好，想提升内在不可能，如果内在不提升想把外在搞好也不可能，互根互用，互相成就。帮助别人就是成就自己，帮助自己就是成就别人，是互相成长的过程。我们经常说肉体是假的,不要放心不下,无所谓,其实也错了,就像刚才说的树一样,没有树叶就没有树根,肉体也很重要,我们内外的一切都很重要。

假如我们吃的食物不干净,喝的是脏水,含有重金属汞,喝了会中毒死掉,有人却说:"无所谓,你的肉身是假的,喝下去吧"。肉体被毒死了,此时你内在的我还能成长吗?所以爱惜肉体和注重内在是不矛盾的,不要觉得"我要提升自己,肉体是假的"。这两个是不矛盾的,它们是一体的,高维和低维是一体的,都在当下。《阿凡达》的杰克和阿凡达是人为的分离,他们其实是一体的,潘多拉星球上所有的士兵和当地的土著人在当下是一体,每个士兵内在都有一个本我和外在的假象,它们也是融为一体的。只是把杰克作为一个样本提示我们人是可以"分离"的。

没有假我的觉知,就没有内在真我的提升,这非常重要,不要忽视这一点。我见过有些修行界的人,他把肉体看得非常轻淡,错了。因为当他把肉体看得很轻时他就会吃苦、栽跟头,他就没法继续内在提升了。

真常须应物,应物要不迷

今天再拔高一下,吕祖的《百字碑》上讲:养气忘言守,降心为不为,动静知宗祖,无事更寻谁,真常须应物,应物要不迷,不迷性自住,性住气自回,气回丹自结,壶中配坎离,阴阳生反复,普化一声雷,白云朝顶上,甘露撒须弥,自饮长生酒,逍遥谁得知,坐听无弦曲,明通造化机,都来二十句,端的上天梯。当时吕洞宾成仙后,把整个修行的过程刻在石板上,这就是整个修行过程。你到处求神仙访高人,其实吕祖已经把它写这儿了,让世人去看。如果把这一百个字琢磨透后,你就找到"上天"的梯子了。其中有一句话:真常须应物,应物要不迷。应物就是外在,内在修得再好,真常状态下还是要应物,不应物的话就不是真常,有可能是假常,是妄念妄想,当你沉迷于外在时,内在就丢失了。当你应物时还要时时守住内在、核心，守住自己的本我，说得稍微粗浅点，就是守住下丹田这儿，当然这儿不是本我，相对而言这是人的中心地带，再深入到核心的位置。你能守住，不被外面的言论、评论、目光所左右，不为色声香味触法所左右，一边应物时一边守住自己本心或初心不变，或内在丹田气不动，恰如佛家说如如不动，儒家说圣人之心如珠在渊。这时不迷性自住，哪还有那么多脾气、个性？因为所有的个性、脾气都是在应物，都在迷，迷到外面去就有个性、有脾气，不迷时性自住，性住气自回，气自然开始收回来，你时时如如不动，时时气沉丹田往回收，这时气回丹自结，气就结丹了，内在能量开始提升了，开始由量变到质变了，开始转化了。

如果你能坐听无弦曲，能听到天籁之音，从高维下载时，基本上就开始明通造化机，端的上天梯去了。这都不是假的，是吕祖修行过程中证出来的东西，《清静经》上讲：真常应物，真常得性，常应常静，常清静矣。这段话如果你不结合起来看就看不懂，"真常须应物""真常应物"只差个"须"字，真常应物，真常得性，为什么叫得性呢？因为不迷性自住。真常应物，真常得性，常应常静，你活要世界上可以应付一切，可以处理一切，即常应。但内在常静，如如不动，常应常静，常清静矣，这才是真正的常清静，不是躲在寺庙里、道观里、山里就清静，那永远清静不了，大脑还在想。所以只有通达后再来看，才能常清静，如此清静，渐入真道，既入真道，名为得道，虽名得道，实无所得，不是得到什么东西，只是明白这个道理，感受天地气的运行，你内在很通达之后，知道怎么去应对一切，真常和外面的应物两者是相辅相成的，就像树叶和树根一样，时刻要应物，时刻要清静。这两篇对照看好理解吧？如果光看一篇，可能理解没有深度，两篇结合起来看，有深度了。

应物并不可怕，但要看应物时能不能守住性，把性、心守得住，如如不动，别人打你一巴掌你还笑。耶稣说别人打你左脸，把右脸伸过去让别人打去，为啥这么干呢？看你能不能性自住，如果别人打你左脸，你把右脸伸给别人打，说明你真的开始性自住了。不管是佛家也好、道家也好、基督教也好，它们都是说的一个道理。佛家的《心经》讲：观自在菩萨，行深般若波罗蜜多时，"观"是向内观，"自在"是自己内在的本我和真我，"行"是动词，"深"是程度，"般若"是智慧，"波罗蜜多"是彼岸，通过向内观，非常深地去观，到达智慧的彼岸。"照见五蕴皆空，度一切苦厄"，当你真的到达智慧彼岸，你所有的痛苦也就全都化解了。

如果你跟树一样，树根能长一公里远的话，还会担心这棵树长不大吗？在花盆里种棵树，它可能永远长不大。但如果树的根系长到一公里远或者更远，它肯定能长成参天大树，所以还是内在的问题。我们身体疾病也好，心理疾病也好，还是所有不顺也好，一定要"向内求"，"向内求"就可以成仙、成佛、成道、成圣，可以满足你一切需求。但"虽名得道，实无所得"，为什么？因为最终你发现你跟天地是一体的。只有把你身边所有障碍层层剖开，"哦，是这样的"你才能融为一体，这样你就不孤单、不累，会感到很愉悦。

输出，输到什么程度呢？要应物，要输出到应物的程度去，你想要跟人交朋友，想跟人聊天，你跟他相应，"来，握个手"，这叫应物，相应了。你做销售拜访客户时，"哎呀，我想跟客户搞好关系"，但每次去都不好意思开口，我怎么让他加深印象呢？只有你跟他聊天、握手后，你手的温度、力度、气感才给人留印象。输出要输到应物的程度，不应物你输出就憋着了，跟人沟通就要达到应物的程度，不然永远憋着卡到一半，这不叫输出，叫憋着。

你的输出越远时，你的胸怀越广，你的能量就越大，反过来再往回收的时候，内在越大，就像树一样，参天大树，如果树叶能覆盖一公里远或者十公里远，它的树根一定很庞大。看你的格局，格局决定了你内在提升的程度。你们鼓掌，在输出，我感应到了，这叫应物。输入至真常，"观自在菩萨"就是输入，"行深"是程度，"般若"是智慧，"波罗蜜多时"就是到达智慧彼岸，当你能输入输到智慧的彼岸时，到那个程度时你发现所有问题都解决了。打坐入定入到那个程度时，你发现五蕴皆空，很多问题看明白了，只是过程问题。虽然我们知道极致，但一步一步实现的过程，叫应物要不迷，只要一迷你输入就到不了。思想有多远路就有多远，胸怀越广阔就越能包容更多的人和事物。

输出至应物，输入至真常，如果大家对真常还不是很理解的话，请参竞阅吕祖的《百字碑》，"动静知宗祖，无事更寻谁"，"宗祖"就相当于我们内在的本我，核心的东西，我们所有的动和静其实是内在的本我在做，"无事更寻谁"，即没有事情干了，就清清净净不去做，保持清净和平静的"本我"状态。

向内观，气要归根

最后我们以《道德经》来解读，很有意思，道家的、佛家的、医学的都是相通的。"致虚极，守静笃"，虚到极致叫"恬淡虚无，真气从之，精神内守，病安从来"，虚到极致，守静笃，这个静要守到很深的层次去，笃是深、重，要守到很深的层次。当静到极致、虚到极致也就是佛家说的"观自在菩萨，行深般若波罗蜜多时"，是个深度问题。我曾经在晚上试过打坐，向内观，层层深入，发现确实不一样，确实有发现，大家可以试一下。只有这样做才能内证，体验生命的神奇，不是要体验红烧肉的神奇，也不是体验手机游戏的神奇，而是要体验生命、造物主及活在天地间的神奇。"万物并作，吾以观其复，夫物芸芸，各复归其根，归根曰静，是谓复命"。

秋天所有树的叶子落了，所有能量往根部收，归根是为了明年春天再生发，只有归根才能再生长茂盛起来，如果能量不往根上走的话，不往里面走的话，明年就没有希望了。"离离原上草，一岁一枯荣，野火烧不尽，春风吹又生"，万物都是一开一阖、一升一降，一个在输入一个在输出。

"复命曰常，知常曰明，不知常，妄作，凶"。我们要明白整个宇宙所有万物的输出和输入，就像是树叶树根一样往外释放和归根的状态，明白能量流经的方向后，然后再理解生命运行的规律，这时结合中医，结合生活方式，结合修行，结合道家、佛家、儒家的书籍，慢慢你就能理清思路，你就知道什么是常。

切脉时很多人尺脉都切不到，气都浮在上面，从肉体讲，肾为先天之本，先天之根；脾为后天之本，后天之根。如果当下肉体层面都不能归根，不能归于脾肾，就会浮在外面。先不谈深的，谈最浅的，非常表浅的肉体，能量都不往肾上走，都不归根的话，你身体中的气怎么可能从下面重新升起来呢？只有上面的气归到肾上后，再气化后从督脉升上去才行，如果根都保不住的话，肉体怎么养得好呢？这是最粗浅的，更不要说更深层次的归到本我，归到智慧彼岸去。复命曰常，不知常，妄作，凶。当你不知道归根时，你所有气血都往上涌，都可能对你造成伤害。

结语

"知常容，容乃公，公乃全，全乃天，天乃道，道乃久，没身不殆"，一句话，归于道，全是道的化身，今天的话题比较大，从上次讲链接到今天输出、输入，层层剖析，从树叶到树根，到整个身心灵层面。大家可能有点感觉，但真正一步步走到智慧的彼岸，让自己内在成长起来，还需要过程。我希望大家知道方向，方向不要错。要知道真常须应物，应物要不迷，知道什么是真常，什么是应物，输入和输出，然后一步步去落实。还要知行合一，知道原理后再去做，对外面的世界不要太在意，守住内在的世界不动，应物要不迷，不能迷，一迷就动性了，就迷失方向了，就是魔了。哪儿来的魔呢？就是控制不住心性就成魔了，心生魔，魔由心生。内在控制好后就不会入魔。一步一步走，做一个真我，从内到外通透，让输出出得很顺畅，输入入得很顺畅，只有这样内外通透后你才能辐射出去帮助更多人，收回来让自己内在成长。

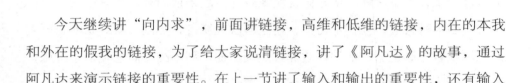

第十四讲 归根曰静

今天继续讲"向内求"，前面讲链接，高维和低维的链接，内在的本我和外在的假我的链接，为了给大家说清链接，讲了《阿凡达》的故事，通过阿凡达来演示链接的重要性。在上一节讲了输入和输出的重要性，还有输入和输出的过程。今天我们分享关于输入的一些感悟。

做事的最终目的是归于宁静

怎么实现"向内求"？很多时候我们都想"向内求"，但达不到要求，都想输入，但也达不到自己的目标。

输入与输出如同阴阳的转换，输入和输出讲得那么玄妙，那么高大上，在我们生活中怎么体现这个东西呢？其实生活中无处不是输入和输出。比方说呼吸，你吸气进来，呼出去，时刻在完成一个输出输入的过程。假如你是个貔貅，只吸不出，过不了一分钟就憋死了；你只出不进，过一分钟你也不行了，所以输入和输出是一个正常的循环。所以不管是呼吸之间、吐纳之间、开阖之间、升降之间、进出之间，都在追求中间的点，通过找中间的点然后找更高维度去，通过输入和输出使自身归于宁静的状态，一种高频的宁静状态。

做任何事最终的目的都应该是让心宁静，记住不是让你兴奋，也不是让你高兴、让你悲伤，而是追求内心的宁静。举个例子，你这会儿跟人吵架，很生气，怎么办呢？心里起伏不定，这时你深呼吸，发现通过深呼吸几次后你的心宁静下来了，中间的点开始宁静下来。你早上吃饭而中午没吃饭饿得慌，这时你吃点东西，把午饭补上之后，也会趋于宁静。所有的升降开阖、呼吸吐纳其实都是在上下之间求一个中间的点的状态。就像高中学过的正弦波，波峰波谷，中间的X轴是个平衡点。非宁静无以致远，追求宁静才能让自己内心感受宇宙的大道。

很多人过来说想静下来，但脑袋真的静不下来，你想输入、想借助宇宙能量静下来，但是"静"字好像说起来容易做起来很困难。我曾经带了一些年轻人到中医村去，他们不习惯，还是喜欢大城市，热闹，有好吃的、好喝的，可以看电影逛街，他们喜欢那种热闹。他们到中医村后感觉很不舒服，认为年轻人要动起来，晚上熬夜熬到一两点，还在看手机打电话玩游戏，不想静下来。年轻人是偏散，像春天和夏天一样。老年人像秋天和冬天一样，该静下来，叶子都黄了，但是想静却静不下来了，因为肝肾不足、肾虚。女性在七七四十九岁更年期时，烘热汗出，她静得下来吗？静不下来，她想静，但静不下来。

真正"向内求"，才能静下来

在这个社会真正"向内求"，能学会静下来的人很少很少，真正体会到静的妙处的人更少。真的体会到静的妙处，当静到极致你发现身体开始恢复了，你所有的一切都不管，慢慢静下来叫"圣人之心，如珠在渊"。当你真的静下来，就会发现一切都变化了，大脑思想很深邃，看问题看得更深入，不管是从世俗的角度考虑问题，还是开启智慧后再考虑问题。

曾有位糜烂性胃炎病人，长期反酸打嗝，脑袋静不下来，吃了很多西药和中药，也好不了，难受得很，人也瘦，睡也睡不好，反酸气往上顶。最后他找到我一个道家的师父张至顺道长的大徒弟萧道长，他说："我不行了，快死了。"道长问："啥病啊？""就是胃炎，我现在吃不下来，反酸，脑袋静不下来，睡不着觉，身体快垮了。"萧道长把他带到湖边，对他说：

"你看湖水下雨后是浑水，山里的黄泥巴冲到湖里，湖里一湖浑水，但是只要不下雨，等三五天水自然澄清了。你这胃病好不了是因为脑袋静不下来，浊气往上反，体内像一团浑水，整个人清气不往上升，浊气不往下降，整个体内一团浊气，都是混沌的。只要静下来后，浊气沉下去，叫清升浊降，自然身体好得快了。"这个小伙子很有悟性，也有慧根，听完后就坐在湖边上看湖水发呆，想为啥自己会得这个病，年纪轻轻为啥把自己逼到死路上，不就是静不下来吗？想到死还是静不下来，有啥用呢？就在湖边参悟湖水怎么静下来的道理，坐了一下午，晚上时找到萧道长，"我这病好了，我坐在那儿想通了，放了几个屁，现在也不反酸了，舒服得很，我知道咋回事了。"就那一下午的参悟，最后病就慢慢好了，过了一两个月后再见面，人长胖了，身体也好了。我们爬太白山时萧道长把这个故事讲给我听。

聊到很多病，身体不舒服是自己折腾出来的，静下来后，二便往下走，汗往上走，各走各的道，自然就好了，这是最浅层次的肉体的问题。再往深层次讲，体内的气、心和神、灵层面都是这样的，一个"静"字很重要。我们讲归根曰静，等会儿讲怎么样静下来。

身心皆静，则气场宁静

如何静呢？"向内求"不是喊个口号，要注意方法，让自己受益。不管是工作、人生、事业，都要"向内求"，都要收获。静下来，有身体的静，还有无形的心神的静。你们坐着不动，肉体是静下来了，心静了没有呢？心没有静，脑袋的神静下来没呢？神也不能静下来，看着肉体不动，心神还是静不下来。除了肉体要静，心神也要静。在肉体和心神中间，还有气，气在中间层面。我们到什么地方去，如果那个地方气场很清静时，我们身体自然好一些；但如果你到超市、公共场所或医院去的话，气不静时你进去都感到难受。身静容易，心神难静，气静不静很重要。我们经常说这个人气很静，他脑袋想不想事看他的气、眼神便知道了。

当气很静时，气往外，就作用于有形的肉体，往内往上就作用于我们的心和神。道家说炼精化气，炼气还神，炼神还虚。精化气，气还神，气是在神和精中间层面的东西，静的是气场，身体要静取决于心神，只有心神静时，我们的身体才真正静得下来。

宁静的气场有助于身心静下来

我们来体会宁静的气场，当冬天下雪时，你到户外看，冰天雪地，没有人了，到处是大雪，"千山鸟飞绝，万径人踪灭。孤舟蓑笠翁，独钓寒江雪"。你感到气场很静，这时还感到嘈杂吗？看到大雪多么宁静，心也跟着静下来了，脑袋自然也清静。

白天的城市车水马龙，汽车在奔跑，空气很浮躁，人在那个气场也很浮躁，但到晚上大家都睡着时你再看城市，灯光下、月光下，非常宁静，如果你烦躁一天，很多工作让你脑袋静不下来，这时走在马路上慢慢散散步，周围宁静的气场可以让你的思维变得清晰。

当我们自己内在力量不够时，可以借助外面宁静的气场让我们静下来，为什么修行要跑到山里去呢？跑到终南山或中医村去？因为那里气场很宁静，可以让你烦躁的气机慢慢静下来，说简单点是借助外面的气场，说高大上一点，我们跟外在是相通的，万物一体。

我们内在和外在是息息相通的，外在静下来时，内在也跟着慢慢静下来了。如果你本身很烦躁，把你带到超市去，或拍卖会现场，你会静吗？你会热血沸腾，在这种场合很难静下来。当身体不舒服时你要想"我是不是需要静下来"，如果静不下来就找一个稍微宁静的气场，借助外在的力量让自己静下来。当然有些寺院商业气息比较浓，有吆喝的卖各种各样东西的，但真正的古寺，参天古树，供菩萨烧的香，整个气场非常宁静，你进去一下子感到气场很静，这时你所有烦心的事通通放下，如果你们没有体会过，可以找这些地方感受一下，或者晚上或者冬天或者寺庙，让自己的心跟着静下来，这时你的思路更清晰一些，再向内找，发现所有的事情都跟着清晰化、明朗化了。

我们的脑袋就像CPU，不停地运转着，热一直往上走，脑袋烧得受不了，这时清静下来后，热会往下走。中医说心肾相交，气沉丹田，如如不动，其实说的都是一个意思，就是把热收到下面去，让气清静下来。"知止而后定，定而后能静，静而后能安，安而后能虑，虑而后能得"。心静后你才身安，安后才能虑，静之后你才能有深度的思考，才能获得内在的东西。

制造一个宁静的气场，让气静下来。气静，心也跟着静下来。实在搞不定自己，就把周围气场搞得静一些，比如点一炷香，品一壶茶，听一首音乐。如果气场很乱，除非你有强大的"我"才能静下来，不然外在的气场会影响你，静不下来。

我们门诊部前段时间在前台接诊时点一炷香，檀香气往下收，很宁静，静之后，病人还没开始吃药，还没切脉，还没艾灸，还没扎针，他已经被气场所降服，他的病就好一半了。只有静下来后，你才能体会到身体恢复的这个过程，体会各种治疗方法是如何通过调节身体的能量运转来达到治疗效果的。

很多病人来时吃吃药、做做按摩、扎扎针好了，回去后又复发了，这不是我们治疗水平不好，而是他自己没有体会到好是如何好的，体会到了之后他回去把这个治疗过程搬回去，让自己气静下来，他发现病就不容易复发了。授人以鱼还得授人以渔，给条鱼还要教怎么钓鱼。现在我们反复讲"向内求"，就是希望大家要真的体会到清静的好处，宁静致远。

气场宁静、致心宁静并非一定成功

为什么气场宁静会让我们的心静下来，我们一起来探求它的原理。念经可以让心静吗？不一定，心静不下来，背《清静经》背了20遍还是心静不下来，还是烦得很，念阿弥陀佛……越念越烦了，念经也不能让你心静，它只是一种形式；打坐，能让人心静吗？打坐确实对静心有帮助，但如果打坐确实能让心静的话，那大家都打坐就好了。我道家师父说，如果打坐能成神仙的话，他就搞根绳子把自己腿绑起来，每天绑24小时直到绑成神仙为止。打坐也不能让人心静，它也只是一种形式。我打坐有时心静不下来就不打了，打得心里烦得很，很多事没干，还不如写文章去，但打坐确实对心静有帮助，为什么呢？打坐拉伸的是腿外侧的胃经和胆经，打单盘也好，双盘也好，拉的是腿外侧的足阳明胃经和足少阳胆经。胆胃主降，肝脾主升，当胆经、胃经拉伸时，身体两侧和前面的气机会降，如果两侧偏头痛、脑袋静不下来，你打坐发现拉伸一下气往下走会舒服些，但真正降服其心还是不行，降不了心。干活能让人心静吗？干活对心静有帮助，但干活会出汗，阳气往上蒸，它也不能让心静。比如跑步锻炼，一边跑步一边想事，跑一会儿累得很，脑袋累、身体也累，心还是静不下来，所以降服其心是很难的事情。

品香、茶道、音乐可以让人心静，但它们都是不确定因素，有可能心静有可能心不静。比方说寺庙，很宁静，我们走路都会小心走、慢慢走，说话声音都低，结果来10个小孩儿，他们不管这些，追着玩闹起来，管你宁静不宁静，咋好玩咋闹。外面的场虽然对你有影响，但还是内在的核心决定外在。

归根曰静

如何才真正静下来呢？《道德经》第十六章"归根曰静"，归根这个词很有意思。我先讲个案例，几个月前，有一个白血病病人从外地包车过来看病，发烧38.5～39℃，烧了好长时间，半个月晚上都睡不好觉，吃点退烧药稍微退一点但继续烧，被人用推车推到我诊室去的，浑身发烫，病人来时一切脉，脉都浮在外面，尺部没有根，我扎了中脘、下脘、气海、关元，加上天枢，叫引气归元，把浮躁的气收回来，因为这个病很重，也没想扎退烧针，就把整个气收回来就行了。这个病人很有意思，扎完针后再切她的脉，尺脉就慢慢起来了，开始打呼噜睡觉了，家属在旁边陪着也很诧异，说病人已经半个月没睡觉了。一个七八十岁老太太，血压那么高，一直烧，还夜里睡不着觉，再强壮的身体也扛不住，就算年轻人也扛不住。她只要能睡觉就好办，扎完针把她气往回收，收到下面后她就开始睡觉，扎了半个小时睡了半个小时，我说那就再多扎会儿，我记得扎了一个小时吧，最后把针拔了后一量体温，虽然有点低烧但已经降下去了。当天下午，老太太就不坐轮椅，开始走路了。这老太太来时坐轮椅来的，下午就可以走路了，烧也退不少了，说明什么？气收下去归到根后，很多病自然就好了，会好转，不是说这一针下去白血病就好了，而是有所好转。

很多病其实都是自己的气静不下来导致的，你们切下自己的脉，凡是右手上亢的脉，气都静不下来。因为气静下来后，气在上属阳，在下就向阴转化就滋阴，由阳向阴转化，到根上去就到肾了，这是个非常典型的案例。腹针上关于引气归元有很多案例，我们在临床时用阴阳九针配合引气归元治了很多病，效果很好。举个例子，夏天天气很炎热，心里很烦躁，整个气往上升，到空调房去，冷风一吹，静下来没有？当空调冷风吹进来时立马心静下来了，冷的空气能往下走，气归于根。春天和夏天气温升高，地气往上蒸，地球上的植物根在土下，末梢在树叶上，春天和夏天时能量是由根部向树叶升上去，到秋天和冬天时从树叶向根上收，天下所有万物的气，春天夏天都是往上升为主，秋天冬天都是往下收为主。当秋天温度一低，秋天肃杀之气往下收时，气都归于根，所有气都会静下来。春天往上浮，秋天往下收，春夏秋冬季节和温度有很大关系，温度一低时气就收到下面去了。

当气浮在外面心静不下来时，可以适当让温度低下来让气收回来。举个例子，我家女儿在出生后几个月时身上长了很多湿疹，因为夏天天气热，抹丹皮酚软膏、中药洗澡还是好不了。夏天晚上温度将近30℃，我在想，这么高的温度大人都受不了，小家伙火力本身比较旺盛，能不能把温度降低一点看怎么样呢？我把空调温度调到26℃左右，结果一个晚上，早上起来孩子身上的湿疹全部好了。低温的空气能让气往下收，归到肾上、归到根上，气往下收时，皮肤上所有湿疹都收到下面，这时我们心也静了。诸痛痒疮皆属于心，当心静下来时，很多皮肤病都好了。在人体内，有形的肉体和无形的心之间是气在操控着的，只要气收到下面归到根上后，心火跟着往下走，自然就静下来了，这个原理就是"归根曰静"。

如果你静不下来，不要怨天怨地，想想你体内的气有没有归根，晚上睡觉时阳入阴就是归根的方式，打坐、品茶、点香、陶冶心情也是归根的方式，只有气归于根后，下面肾气才足。

当代人都很浮躁，为什么？有人说地球上挖煤挖多了，把地球的精华挖空了，所有整个阳气浮在外面去了，对不对呢？有一定的道理，说明精亏后会阳气外浮。长期肾虚的病人，熬夜、房事过度、思虑过度，把下面肾精消耗完后，肝肾不足，整个阳气外浮，就静不下来，气收不回去。把肾精补起来后，把气收到下面去，心就静下来了。我们研发的补精茶，就是九制麦冬、九制黑豆、九制黄精，这三样一次搞个一小把煮水喝，把肾气补起来，上面浮散的气就收下去，自然气往下走，心就静下来了。你不静是不能归于根，冬天时所有气都往下收，植物都在归根，哪怕是一棵树一棵草也在归根，冬天我们人也要补肾归根。

现在的中式装修，讲究灰白黑，灰色属于黑色系，看着灰色系列感觉很宁静。你们看很多寺庙、道观瓦是灰的，墙是灰的，灰的黑的是一个宁静的场，道士穿的衣服是黑的，黑色属水，属北方属肾，都是让气归于根。中式装修，黑色能让气归根，心静，比如现在你上网写文章，静不下来，把屏幕设置成黑色的，字设成白色，眼睛看去屏幕是黑色，黑色能让你气静下来，但如果搞成白纸黑字的话，大片白色让气往外散。

温度可以决定气归根，颜色可以促进气归根，吃的食物、补肾药可以让气归根，想让气归根的方法，无外乎眼耳鼻舌身意，眼睛看黑色，耳朵听让自己宁静的音乐，鼻子闻檀香、沉香，都可以让气静下来；口里吃的味道，花椒、辣椒、白酒这些辛味的都会让气往上升，但咸味、酸味可以让气静下来。无外乎这些觉，通过身体的觉让气收回去静下来。我非常喜欢听齐豫演唱的《心经》，非常空灵，空灵的音乐可以让人放松，让气归到根上去。归根有什么好处呢？今天晚上气归到根上，明天一天你会朝气蓬勃，你想身体好首先要归根，一棵树，叶子黄了枯了，这时要它重新焕发生机的话，必须气归到根上，明年春天才会发芽，所以说归根复命。

给很多癌症、重病病人切尺脉都是空的，说明透支太厉害了。这时只有气归于根后才静得下来，气往根上走心才能静下来，才重新焕发生机。"向内求"是让气归于根，让气归到肾上把肾养起来，我们才有更好的状态迎接每一天。

心静不下来不要紧，先让气静下来。找不到静的方式，先让气归根，肾虚的补肾，归不下去的把胃打开，向大自然学习植物是怎么死灰复燃的。

心静的引导词

最后送大家一首我写的诗，叫《心灵的引导暗示》，是讲怎么静下来的一个方法。如果晚上睡觉时静不下来，想喝中药来不及，怎么让心静下来呢？

躺在床上，全身放松，手掌放在胸口，跟自己说话，不要大声说话，心中默念就行了，你们用你们的引导词也可以，这是我的，大家可以借鉴一下。

忙碌了一天的我，现在也身心困乏
我需要好好地休息
为了更健康地面对明天，我愿意放下
发自内心地放下一切的思想包袱、工作压力
以及人生诸多的困惑

所有的担心恐惧和不确定

都通通放下

让我体内浮躁的气宁静下来

慢慢地向小腹部汇集、汇集

（这时你念到哪个部位，就想到哪个部位）

我的头部开始放松、放松、放松

我的胸部开始放松、放松、放松

胃部开始放松、放松、放松

……

体内的气由双手双脚向腹部慢慢地汇集

腹部开始微微地跳动

我的呼吸慢慢减弱

身体越来越轻松，越来越轻松

感觉全身懒洋洋的

如同云彩飘浮在平静的海面上

天空和大海融为一体

我的身边，一切是如此的平静安详，安详

通过放下所有的焦虑、恐惧、担心，通过让自己从头到胸到腹的所有通道放松、打开，让气往根上走归根，在意念引导下，让气归根，让小腹微微地跳动，整个身体越来越轻，像朵云彩飘浮在海面上，天空和大海融为一体，你的身体处于非常轻松的状态，这时你无忧无虑，安安心心地睡觉，身体恢复就快了。不管是失眠也好、癌症也好、什么病也好，都可以这么试。我建议身体不好的朋友，通过这种形式引导，让自己引气归根，归根曰静，把肾气补起来，让身体重新焕发生机和活力。

让气归根的方法太多了，比方说由肾虚引起的咽喉肿痛，喝引火汤，就是引气归根；血压高头晕脑胀，用吴茱萸贴脚心就是引气下行、引气归根。太多的方法都可以促进气往下归根，我们人一辈子时时刻刻要做的事就是让气归根。

归根不是归关元穴，是归到下丹田的玉环穴，在小腹部里面。吕祖的《百字碑》上讲：养气忘言守，降心为不为，动静知宗祖，无事更寻谁，真常须应物，应物要不迷，不迷性自住，性住气自回，气回丹自结。当你时时归根时就会结丹，下面能量越来越充足时，就不容易往上漂浮，当你时时刻刻归到那儿去，自然由量变到质变，最终你的身体会越来越强实，它是能量储备，因为现在很多人内在是空的，没有东西。玄石饼加热后放在关元穴，玄石的重量往上沉下去，一呼沉一下，再呼沉一下，就是把气都引到下面去，归到根上去。

艾灸馆如果给人使用玄石玉环灸，这也是引气归根。"归根曰静，静曰复命，复命曰常，不知常，妄作，凶"。如果不往这儿走的话，发散，你身体就会出现灾难，这灾难不是别人给你的，是你自己气机出现涣散导致的。老子、孔子等圣人，都时刻在讲气要归到根上去，我们说气归到关元，归到下丹田，这是肉体的浅层次的理解，真正往内收其实要将人体看成一个球，当长期往核心聚的时候，最终由量变到质变。凡是失眠的、体质很差的或者稍微受点风感冒咳嗽的，都是内在的东西不够了。

153

第十五讲 静曰复命

我也一直在尝试通过各种途径"向内求"，精进自己的思想，让自己的气更宁静，通过修行获取更多的知识。在这过程中，我有心得体会，所以把它分享给大家。如果不"向内求"，不去努力的话，我就没有这么多感悟讲，我这不是照书上抄的。在座的各位好多是病人，都想恢复健康，这是一个"复"字，恢复健康的"复"，不是福报的"福"，也不是幸福的"福"，是来复的"复"，恢复的"复"。老子讲到：归根曰静，静曰复命，复命曰常。我们需要把天地万物的规律总结出来加以利用就可以理解"复"的过程。

人生所有的问题都可以通过"向内求"解决

"静曰复命"这四个字很重要。你说"向内求"之后癌症能好吗？"向内求"之后能发财吗？"向内求"之后能长得更漂亮吗？"向内求"之后斑能祛掉吗？不能说一定能，但你们人生所有的问题都可以通过"向内求"干预。如果不从内部提升，只关注外面，问题永远不会解决。有位阿姨来看病时眼睛没有神，面色晦暗，静不下来，我让她从百会穴开始梳头，轻轻一梳把上部的气梳到下面脚上去，梳了3天，精神好多了。为什么这个动作就能让身体恢复呢？因为整个气浮在上面，这时把气往下收，叫归根。所有医生都是讲这个气归根，归根有什么好处呢？归根就静下来了，你静不下来是因为气没有归根，都浮在上面，只有气归到根上你一切才定了，你定了外面才定，你不定外面也定不了，所以常让自己气归根，归根曰静。只有静之后你才能归根，你不静，想谈归根是笑话，你不归根，谈"向内求"，都是讲套话、讲概念、讲词汇，只有气归根，静下来后你才能体会到"向内求"的好处。

复卦

"归根曰静，静曰复命"，讲这个"复"字，在《易经》上有十二消息卦，对应二十四节气，每两个节气对应一个卦，一年转一圈。复卦相当于大雪和冬至节气。冬至是阳气开始恢复的时间，广东那边很注重冬至节气，叫冬至大过年，什么意思呢？冬至那天要吃点补的食物，比过年还重要。因为冬至是复卦，是一阳来复，从坤卦全是阴爻没有阳爻时开始阳气恢复的状态，叫枯木逢春。

当你病得很重时，哪怕是癌症晚期，发现能吃饭了、能动了就有希望了，枯木逢春有活力了，就是复卦。阳从最下面的一爻二爻三爻往上升，到泰卦叫三阳开泰，乾卦阳气最盛。夏至一阴生，到下半年阴气开始渐长，到这个节气当阳气消亡，大地开始归根时，阳气开始归到根上去。通过十二消息卦的变化就可以知道，整个地球上一年二十四个节气或365天阳气运行的规律。我们说归根是什么归根呢？是阳气在归根。一年有二十四个节气，一天有二十四个小时，把十二消息卦放在一天来看的话，冬至相当于半夜，子时一阳生。

很多病上半夜浑身难受，人死时都死在阴气最盛时，也就是在子时之前，到子时当一阳生时，阳气慢慢开始升，慢慢开始恢复生机了，人就不会死了。人的生命就是这样的，天地万物都是这样的。归根曰静，静曰复命，当归到根时才有复的机会。如果你一直气浮在上面，到剥卦，阳气已经很少了，还散在外面不往回收的话，就全阴，要熄火了，阳气快散到外面去，一点点残阳还不往回收，还静不下来，你的根就没有了，自己把自己掏空了。

为了把卦象说得更清楚，我们借助大自然现象来看。比如秋天，树被火烧之后重新焕发生机。当时澳大利亚不幸出现火灾，所有植物烧得光秃秃的，你看重新发的嫩芽，这都是有生机的，叫复卦，来复。这是大自然能量的释放。春天百花盛开，鸟语花香，其实就是阳气恢复的过程，在我们体内，如果想要枯木逢春，想体内出现百花盛开的景象，前提是先要藏好，"冬不藏精，春必病温"，冬天藏精要藏好。《黄帝内经》讲，平时运动不要过，不能大出汗，晚上早点睡，就是让气归到根上去，只有晚上睡好后，第二天上午身体才会恢复。

气要归根

如果人的气可以归到根上，哪怕受到一些挫折、创伤，也还有复盘的机会，如果你气归不到根的话，就没有恢复的机会了。所以时时要把气归到根上去，时时归根，修行界讲肚子要像女人怀孕一样，经常让气走到那儿，时时归根，你的内核是满的，内在能量是充实的，外面的事情就可以应付，你可以调动下面储存的能量。

"向内求"是有技巧和方法的，是可以接地气的，"向内求"不是嘴上说一说，它是有实战、有操作、有指导性的。心往内看，气往内收，时时存存于根，它是有技巧性的，这样身体恢复更快一些。

很多得了大病、重病的病人，为什么越治越不好呢？因为他气浮在外面沉不回去。他是不是要少操心，少管事啊？少操心少管事，气归根，天下所有事你都可以掌控，如果气不归根很浮的话，身体一下子透支空了就没有恢复的机会了。

有些人在外面闯荡江湖闯了半辈子，年纪大了要回老家去，他的根在那儿，都想落叶归根，其实人到暮年或重病时都希望往根上走。人像浮萍一样，漂泊一辈子很疲惫、很累，最终他的气沉不回去了，还希望回老家大树下把自己埋起来，通过这种不得已的方式来归根，但如果能尝到归根的好处，天下处处是好地方，"青山处处埋忠骨，何须马革裹尸还"，天下都可以安葬，都可以让你归根，如果从识神、从心态、从气上归根的话，你就不会在乎这种形式了。

叶子往下落时代表气往根上走，归根的目的是让气静下来，静下来是为了迎接春天的缕缕生机。我们要向植物学习，向大自然学习，大自然的树都在"向内求"。树是靠自强不息，按自然轮回茁壮成长。一棵银杏树能活上千年，一棵泡桐树能活三五十年。我们人呢，万物之灵，不知道归根，所以咱们要学会时时归根，"向内求"，把气往下收，归根后才能复命，才有恢复的机会。

我们忙碌了一天，到晚上累得很，上楼喘，走不动，坐在椅子上不想动，但只要静下来，好好地休息一晚上，气归根后，第二天早上起来就活力四射。不要觉得你累得很，要去打点兴奋剂，补充蛋白，吃点冬虫夏草，当你累到那个程度，你吃冬虫夏草还不如睡觉。当你忙碌了一天累得很时，只要好好睡觉第二天早上就活力四射，现在你说你不睡觉要吃冬虫夏草，一边加班一边熬夜，一边喝咖啡一边吃冬虫夏草，一边吃灵芝一边吃补品，没有用的，熬了夜第二天还是快快的，因为你没有按正常的轮回走。其实这种情况你只要归根就可以了。

反过来，如果晚上气该往回收时，你不去收，去跑步、跳舞、扭秧歌、跳广场舞，让整个气往上浮，这时发现，本来晚上鸟都归窝了，狗都趴窝里睡觉去了，你还在蹦蹦跳跳，把气往外散，这叫背道而驰。"归根曰静，静曰复命，复命曰常，知常曰明，不知常，妄作，凶"，这种最基本的规律都不去遵守的话，就"妄作，凶"。当一个人晚上在外面跳得兴奋时，叫"妄作，凶"，会带来灾难的。外伤骨折后长期长不好，有的病人说他骨折半年骨痂还没长好，西医用钢钉固定得很好，就是不长骨痂，为什么？因为肾气不足，肾主骨，当你肾气不足时骨头就长得慢些，长不好。

所以很多农村老农知道骨折时要喝点骨头汤，以形补形，其实归根更重要，归根归到肾上就能补肾，只要气沉下去，心静下去，脑袋静下去后，气往下走就不容易骨折。很多人为什么经常骨折，打个喷嚏都骨折呢？有个老太太胸椎骨折，打个喷嚏就骨折了，她回想起可能是上厕所时使劲打了个喷嚏所致，真是这样的，当气不归根时会出现骨质疏松，骨密度都不高，严重骨质疏松时就会经常骨折。要预防骨折就要气归到根上去，所以我们治疗骨质疏松用仙灵骨葆，还用淫羊藿等补肾的药，因为只有把肾精补起来才能预防骨质疏松。

归根曰静

人体就有大药，气走在上面，就是心肝肺，走到下面去就是肾，只要气收到下面就能补肾。当今社会十人九虚，都是肾虚。你切脉看，基本上大多数都肾虚，为什么呢？因为静不下来，静下来就不容易肾虚，静下来就不容易骨质疏松，静下来就不容易骨折。就算骨折了，如果你能静下来，气走到肾上去，骨头也恢复得快，骨头要长好，身体要恢复，还是要归根。如果不归根的话，怎么有机会恢复呢？病人得了病后要学会静养，不是动养，不管是大病也好、慢性病也好，学会静养后自然开始养肾、养病去了，才有恢复的机会，不静的话气往上浮，怎么能好得快呢？

现在很多年轻人有情绪的问题，肉体出现问题，很疲劳，通过"归根曰静"都可以恢复。凡是情绪急躁的，脑袋静不下来的人，都与下面肾气不足有关系。越是下面不归根，下面气越不足，气浮在上面，脑袋越静不下来。

有一句话叫"气足不思食，精足不思淫，神足不思眠"，当你神足时不想睡觉，没有困意；气足不思食，当你气很足时不想吃饭，因为气足时不需要吃饭，吃饭目的是为了补气，能量产生气；精足不思淫，当下面精足时你就不会产生妄念。

很多时候人的念头、妄念一直停不下来，是因为精不足，下面肾气不足，整个虚火上炎，就干扰心神。心脏本身主火，需要一股湿热之气，水火既济，心肾相交。如果下面肾气不足，整个虚火上升，相当于火上浇油，舌尖很红，舌根又白，腰酸腿软，脑袋静不下来，这时阳在上阴在下，阴阳分离，叫"阴阳离决，精气乃绝"。

有一句话这么说的：上帝要人消亡，首先让人疯狂。当阳气浮在上面时，人非常狂躁，下面精亏时，阴阳离决，中医叫回光返照、残灯复明。所以要记得时刻将气往下收，使之永远处于温和之气、中庸之气、中和之气中，慢慢地沉淀下来。"气回丹自结，壶中配坎离"，你气都不回，怎么结丹呢？身体怎么会很好呢？所以治肿瘤病人时我们都会用补肾精的药物，越是重病病人，要想让他身体重新恢复，必须要把下面的肾精补起来，"归根曰静，静曰复命"，只有把下面的肾精补起来后，他才有机会重新焕发生机。当你们情绪不好时，不要把思绪放在外面，收回来，想想自己的肾、下丹田，想想自己的老腰，深呼吸，气沉到腰上去，"归根曰静，静曰复命"，管他什么情绪问题，都收到肾上去、根上去，当你内在充实时，你身上会充满阳光。

当脑袋有妄念静不下来时，首先想到让自己静下来，归到根上去，你才有更好的精神状态去迎接明天。如果这时你还破罐子破摔，念头往上发散，会很消耗的。

挡和等无都用，当经济状态不好时要开始"向内求"

从肉体的伤害到情绪的问题，现在再拓宽讲，当城市经济萧条时，我们都希望它能"复命"，恢复旺盛的状态。在整个经济萧条的情况下我们怎么让它复苏？一样的，当整个大形势不好时，当你家里经济状况不好时，当你身体不好时，当你身边一切发生得不如意时，静下来，归根。

在经济状态不好时，我们需要做的不是把它挡住，不是等，我们需要"向内求"。经济萧条时怎么恢复经济？有个作家写的一本书叫《扫除力》，内容是让所有老百姓从打扫自己房间开始，就这么简单的事情，把房子整理得干干净净，把不要的扔掉或者送给其他人，从最基础的做起。莫看这是很小的事情，这就是复卦的开始，一阳复，不是一下子成乾卦，是从一阳开始，慢慢复苏，这一阳是生命的小事情。

生意不好时把柜台整理得干干净净，把灰尘扫得干干净净，静下来看看书，把所有服务做好，"向内求"向内走，只有做好后才能等来下一笔生意。一个企业也是，整个大市场也是，大的形势不好时我们要"向内求"，把管理做好，把员工的服务做好，把产品的品质提升，这是"向内求"，只有做好后，当春天来临时你才有"复命"的机会。你不做别人做，最后你被淘汰了，你做别人不做，别人被淘汰了。时时刻刻"向内求"，个人身体也好，企业也好，大自然也好，整个国家的大形势也好，都要开始"向内求"，把内部做好，把当下能做好的做好。

大灾大难，大的痛苦，大的困难，从个人的身体，到心灵的问题，到事业的问题、家庭的问题，到社会问题，到大自然的问题，都是一个"复"。我们都希望枯木逢春，都希望朝气蓬发，都希望繁荣昌盛，但是别忘了它的前提是归根，这样才有复的机会。

有一天我在网络做咨询时，病人从头说到尾，一两百字，他没有一个好的器官，我说如果看西医的话医院每一个科都要住一遍，确实是这样的，整个气是逆乱的，这种情况怎么治呢？我开方子就是"归根曰静"，把气归根，首先熟地、肉桂把下面肾补好，然后再降胃气，用半夏、陈皮、茯苓把下面肾气补起来，再把胃气降下去，最后从后面升上去，用葛根、防风、姜黄升上去，就这么简单的几味药，这么复杂的病吃完后，气机好一大半了，症状消失。你只有气归根后，所有烦恼就都消除了。

归根曰静，静曰复命，可以指导生活的方方面面

在生病时你要想到"复命""向内求"，让心静下来，扎扎实实做点有实际意义的事情。最近病人不多，上午不忙的时候我跟助手说我们做点有意义的事情，哪怕网络复诊也好，因为所有事情都是一点一点做的。"复命"都是从一阳开始的，扎扎实实做好当下的一阳，把思想收回来，这才是你的命根子，外在的不要想，这才是你的根。

《道德经》的智慧：归根曰静，静曰复命。我们讲"复"字，只有把"复"字理解好，才知道它是怎么恢复的。从一棵枯草变成一棵绿色植物，它的气收下去再升上去，这是一个正常循环，"复命曰常，知常曰明"，当你知道这个运行规律就说明你明白了。"不知常，妄作，凶"，不知道气的运行规律，不知道"归根曰静，静曰复命"，不遵循宇宙大道，要是逆道去做，就会"妄作，凶"。比如你一身病，从头到脚都有问题，你还在想去炒股发财，还在想儿媳妇要听你的话，因为一句话跟儿媳妇争吵了半夜，你说她对你不孝顺，就这一点小事都不听你的，这都属于"妄作"。你这时该静下来，不要跟别人计较，归根曰静，你还在计较这些小事不把自己搞死了吗？"不知常，妄作，凶"叫自杀。要想想现在身体不行了，气静不下来，快崩盘了，要记得收回来，归根，这时你的身体才会恢复，等你身体恢复了外面才恢复，一切才好，你不归根，越浮躁气往外散，还在往外释放，就不好了。看一个病好不好看，看病人的眼神，如果病人的眼神像玉石一样很温润，气往内收，往内敛，很温润，这种病好治，因为气在往回收；如果他眼神看着发亮发光，麻烦了，他是重病还发亮，气还在散，妄作，凶。

讲到眼睛，我讲一个中医的概念：五脏六腑之精气皆上注于目而为精。就是五脏六腑的精气上升，肾脏主水，受五脏六腑之精气而藏之，五脏六腑的精气藏在肾脏。上面是两只眼睛，下面是两个命门（肾阴、肾阳），五脏六腑的精气上朝就是眼睛，下收藏就是肾，所以五脏六腑的精气上升时眼睛就亮，往下收就到肾上了。当眼睛一闭，五脏六腑的精气开始往肾上藏，眼睛一睁开，五脏六腑的精气往上走，所以眼睛就是个阀门、开关。有个词叫"闭目养神"，大家可以试一下，当你们脑袋静不下来时把眼睛闭上，眼不见心不烦，这是有一定道理的，眼一闭，气开始往肾上走了。刚才讲的"归根曰静，静曰复命"，气往根上走，怎么走怎么归根呢？讲一个具体的"术"，眼睛闭上。眼睛一闭，气就往下走、往肾藏了，眼睛一睁开气就往上走。晚上睡觉时，半夜起来上个厕所，结果走路晕晕晃晃，不晃的人很少，大多数人都是早上晕晕晃晃上厕所，为什么晕晕晃晃呢？因为晚上睡觉时气都藏在肾上，上厕所时眼睛突然睁开，气还没往上走，脑袋能量不够，所以晕晕晃晃。气是两端，眼睛道家称为外命门，下面是内命门，这很重要，内外是相互的。凡是眼睛很大的，说明阀门开得大，气往上走，透支下面的肾，肾就虚。你看我是个小眼睛，我就不肾虚，因为我时刻在闭着，说明我的气始终是往下收不往上走，切脉时发现凡是眼睛大的，是甲字脉往上冲的，凡是眼睛小的，是由字脉往下走的。大家观察一下，凡是眼睛大的、双眼皮宽的绝对是甲字脉，气往上冲，因为五脏六腑之气上注于目而为精，阀门开得大，气就往上冲，你们都想做双眼皮，错了，双眼皮会消耗你的肾，让你静不下来，让你脾气不好，我们干嘛要做双眼皮呢？单眼皮小眼睛挺好的。

眼睛一闭，气往下收，我们打坐时眼睛是半睁半闭，为什么呢？眼睛一睁开，气往上走人就很兴奋，静不下来；但一闭上，气往下走，就睡着了，所以半睁半闭，气既不往上走也不往下走，气停在这儿。体内一团气热乎乎的，既不往上也不往下，这样就是正常状态。一睁开眼，脑袋太兴奋了，妄念太多了，五脏六腑之精气上注于目，念头太多了。一闭上，头昏昏沉沉就睡着了，所以打坐是半睁半闭。要想"归根曰静"的话，最简单的是把眼睛稍微闭一下，晚上睡觉时气收不到下面去，可以吃带咸味、带酸味的食物，比方说白开水加点盐加点醋，它往下走帮你归根，让你气往下走静下来。喝稍微凉一点的水，凉的往下走，你加盐加醋喝着烫嘴的热水喝完出点汗那就起不到往下走的作用，也不要喝太凉，温度稍微偏低一点就可以，然后气就往下走。食物的种种味道，辛味是往上走的，苦、酸、咸是往下走的。归根曰静可以通过食物让你归根，闭上眼睛让你归根，打坐让你归根，打坐盘腿时双盘或单盘，盘腿时拉伸胆经和胃经，拉伸时胃气和胆气一降，气就往下走了。气往上升时跟肝脾有关系，叫肝随脾升；气往下降时叫胆随胃降，所以打坐可以拉伸胆经和胃经，可以促进气往肾上去。你说你得了癌症吃点啥食物呢？脑袋静不下来，吃点酸的咸的，因为咸的能软坚散结，能化包块。如果得了癌症还喝白酒，吃花椒、辣椒等辛温之物，越吃脑袋越静不下来。

晚上睡觉前看手机，看到半夜，记住眼皮睁开气往上走，躺床上看着是用眼睛，其实是在用肾气，在消耗肾气，消耗五脏六腑的精气；晚上在舞厅跳舞也同样消耗肾气。我们的学生都很守规律，不"妄作"，很少参加这些活动，因为他们知道要归根。去年有学生晚上看电影被我骂了一顿，现在电影也不看了。加班熬夜，看着加班是在积累财富，你昨天加班挣了500块钱，其实你把肾精消耗了，是拿你的命来换钱，这个月加了30天班，发了加班工资1万块钱，你不知道这一个月透支了多少身体的本钱。五脏六腑的精气消耗光了后，得了心脏病要换心脏时，100万别人不会换给你，你才知道脏腑值钱。一个膝关节值20万。现在牙科种一颗牙齿都要1万块钱，满口牙要二三十万，你拥有时不知道财富，一口牙30万，一个膝盖20万，一个髋关节20万……一个个算下来，你身价上千万。然后你就算花上千万去换，还不是原装货，换到身上还可能有排异不适。看着挣了百万千万，最后发现你换不回来了，所以一定不要这样干。

晚上夜跑、酗酒、熬夜……这都是"妄作"，这么做最后是自己伤害自己，因为你不懂得大自然气的运行规律，该归根时不归根。都想复命都想发财，前提是：归根曰静，静曰复命。你只有气归根，"向内求"时，后面才有机会，你的肾才好，事业才能成长，一切才会好起来。你只看到阳，没看到阴，记得阴往回收。就像打拳一样，你收得回来才打得出去。

《清静经》的智慧：人能常清静，天地悉皆归。这句话不是随便说说的，因为老子的《道德经》智慧我们还没说完，那最后是跟道相连的。老子《道德经》八十一章，每一章都是从非常基础的讲起，最后上升到很高的层面。《道德经》分为三段，低起步，在中间上升，到最后上升到很高的层面，不同的人看有不同的收获。今天其实是从中间层面讲，老子最终目的是想让我们归于道的，归根不是归到肉体的肾，也不是归到下丹田，是通过这样到达另一个道的世界，归于道。老子的真正目的是要我们归于道，让我们"回家"。但现在我们连"家的房子"都找不到，所以先在肉体找一个大体的方向，归到下面静下来再说。一下子归于道也不可能，但人能常清静，常保持心清神宁的状态，慢慢就会发现天地所有能量都开始向自己靠近。"得道者多助，失道者寡助"，得道后按道的运行模式走就会获得无穷无尽的力量。

结语

下一节讲心的力量，我们心是有力量的，念头是有力量的，"向内求"是有力量的，"向内求"有磅礴之势，有无穷无尽的力量。如果感到没有力量，就"向内求"；如果感到力量匮乏，就"向内求"；如果感到操控不了，就"向内求"。要知道"人能常清静，天地悉皆归"，每个人都是这个世界的中心，你只有"向内求"时整个宇宙的能量才开始汇聚过来。如果你往外发，永远得不到外面的能量，只有收回来才有能量。

第十六讲 心的力量

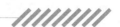

今天我们讲：心的力量。为什么呢？因为很多时候不是我们不想归根，而是归不了根，不是我们不想休息、睡觉，而是睡不着。"我也想睡觉，但睡不着，我也想静，但静不下来"，这是通病。谁都知道静的好处，都想静，就是静不下来，这所有的一切是什么在干扰呢？其实就是一颗心。影响气归根的是心，气发散是心决定的，气回收也是心决定的，影响气升降开阖的是心的因素，心乱了，天下就乱了；心乱了，整个体内的气就乱了。与其说气归根还不如说心归根，心气下沉，心肾相交。

降服其心，天清地宁

佛家说"降服其心"，道家说"人能常清静，天地悉皆归"。如果心绪紊乱，整个世界就会随之变得混乱。我们可以通过观察大自然来理解这一点。

当空气中的能量无法沉静下来时，就会导致黄沙漫天、雾霾严重。空气中的灰尘和黄沙会随着气流向上升，使整个大自然变得浑浊。例如，龙卷风肆虐时，整个大自然就会被黄沙覆盖。天清地浊，天动地静。滚滚黄沙使空气变得浑浊，不仅影响人的身体和心理健康，也会对其他动物和所有生物造成负面影响。在北京、天津、河北等地，当雾霾严重时，空气中弥漫着煤灰和粉尘的味道。这种气味非常难闻，吸入后使人感到非常难受。

我曾经去过西安，当时雾霾也很严重。从一楼到三楼的大平台上，感觉就像爬上了武当山山顶，周围全是云海。等到爬到三楼时，下面全是茫茫云海，远处的房子就像在云海里飘一样，三层楼高下面全都看不见。感觉就像一下上到金顶上了，从地上到10米高全是雾霾，空气中有大量的粉尘，人呼吸很难受。

当空气变得浑浊时，就像把水搅浑一样，鱼会因为缺氧而跳出水面。同样地，人类生活在雾霾和空气浑浊的环境中时，会有头昏、憋闷和呼吸急促等不适症状。

有些颈椎不适或脑部供血不足的病人，往往不太愿意去超市，因为超市的空气质量通常较差，容易引发他们的头晕。为了使自己的身体感觉舒适，必须降低外界环境的干扰。"人能常清静，天地悉皆归"，这句话强调了保持内心平静的重要性。当天气晴朗、大地安宁的时候，水清澈宁静，空气清新，蓝天白云让人心旷神怡，倍感舒适。我们生活在一个大宇宙和大环境中，全球数十亿人都生活在这个共享的能量场中，如果整个外部能量场的质量不好，会对所有人的身体和心理造成负面影响。相反，如果天气宜人，环境宁静，就能为我们带来舒适感。

人体是个小宇宙，有无数亿个细胞，当我们身上是天清地宁这种状态时，细胞就很舒服，它开阖都很舒服，它的供血、供氧、供能量、排浊都很顺畅，活得就很健康。所以你要制造一个好的磁场，其实是对我们身上所有的细胞负责，对整个身体的负责。天人相应，从大的环境到内在的小环境。

既然我们都知道心降服下来、天清地宁的好处，但为什么搞不定自己呢？众生个性都太强，谁都不服谁，有时候自己都不服自己。这种人"我执"很强，其性刚强。大家想想发脾气的时候，那是相当有个性。但当你真的能放下"我执"时，你体内的气自然而然就宁静下来了。其实只要把个性改一改，更圆融一些，更清静一些，你自然就心肾相交、气沉丹田、水火既济，中医讲这么多词汇其实都讲的是一个东西。

调查发现，凡是长寿的老人，性格都很随和。我们在临床观察到一个现象，家庭里面脾气暴躁的女性，很容易得乳腺癌、甲状腺癌，因为气往上冲降不下去。男人长期憋屈忍让，就容易患肝癌。

一个家庭中，女性的脾气如果比较平和，将会影响到上下七代人，包括公公、父母、同辈和小孩儿、孙子等。如果女人脾气不够好，整个家庭的能量场就会变得紊乱，从而影响生活在这个家庭中的小孩儿。最近，我的太太在谈论原生家庭对小孩的影响，每个人的个性和性格都或多或少地受到原生家庭的影响。因此，通过降服其心，"向内求"，不仅有益于自身的健康和幸福，还能够造福于整个家族。因此，这是一件大事，不是一件小事。

"向内求"，降服其心

怎样降服自己呢？光讲空洞的话没有意义。有人说他的肩膀疼是经络不通，让我教他一个方法搞通，教扎针也行，教刮痧也行，教吃药也行，教按摩也行，教一个方法，叫具体的"术"，道法术器，把"术"告诉他。没有"术"的话，天天降服其心，怎么降伏？那天和一个朋友吃饭，聊起一个话题，怎么样让自己心静下来，当时我们几个朋友一起出招。大家也可以总结一下，互相交流一下，如果心情烦躁时通过什么方法可以让自己心静下来，互相分享自己的小心得。讲课讲的是我的想法，大家实践后把自己的心得交流一下，才会发现"向内求"，降服其心是有技巧和方法的，每个人有每个人的方法。

其实大家一直在有意识无意识地"向内求"，一直在让自己身体修复，只是没有加以提升、总结，我们要做的事情是把你生活中"向内求"成功的事情总结出来，整理出来，然后把它放大化，这时你会发现生活更美好了。

下面我分享几个让心沉下来的技巧。

第一，心有所归，专注

我们的心就像猴子一样，心猿意马。在《西游记》里面是什么把孙悟空拴住的？是紧箍儿，没有紧箍儿它就跑了，白龙马是怎么拴住的？搞个拴马绳，猴子和马需要紧箍儿也好，拴马绳也好，它是一个牵制的东西，当没有这个东西时，信马由缰，就静不下来。当有一个东西牵制它们时，它们的心才能被控制。因此，当我们感到心情不平静时，需要寻找一个具体的方法集中注意力。

可以让人专注的事情，比如说做陶艺，就是泥巴和好后下面搞个转盘一转，用手给它慢慢做成杯子、缸子或者各种形状的陶艺品，泥巴很软，稍不注意就做瘪了、做坏了。我玩过几次挺好玩的，现在我们条件不允许，以后条件允许了专门搞个小的陶艺室让大家玩泥巴去。古代六艺有礼、乐、射、御、书、数，射箭可以练专注力，我们马上会成立一个射箭室，给病人提供射箭活动，通过射箭来练专注力。房间有了，弓箭有了，病人没事就可以射箭去，通过这种方式让他静下来，就像猴子一样戴个紧箍儿，像马一样拴个缰绳。也可以搞雕刻、修锁、修手表、刺绣、写字等，佛家说修行有八万四千法门，以上每一个都是法门，通过以上的方式让你心静下来，心静下来后你内在就清静了，就能证悟大道。

当你心静不下来时，一切都是枉然。我经常跟抄方的学生说，抄方时不要急，病人一个个处理，字一个个写，写得工工整整，一张处方就是一个能量场。我们把手头上做的每件事做好，哪怕吃一口饭也要细嚼慢咽地吃好。吃饭细嚼慢咽是一种修行，好好走路是一种修行，吐词清晰地说话也是修行。不是说修行是高大上的，找一个有神通的大师教法力才叫修行，生活中处处是修行，点点滴滴都是修行，都可以练习专注力。你写字一个字一个字地写好就是练专注力，就是一种修行方式，任何事都是这样的。女孩子会刺绣的可以刺绣，想写字的写写字，想喝茶的喝喝茶，都可以让你修行，你要静下心来体会生活中的一点一滴。

佛陀证悟后，一天他在菩提树下陪一个小孩吃橘子，佛陀讲，慢慢剥开吃，能吃出阳光的味道。《佛陀传》上关于佛陀请人吃橘子的这个小片段是佛陀证悟后第一次传法，就是这么传的，不是教你施展神通，立马很厉害。他传法很简单，就是专注地吃橘子而已。生活中我们往往吃饭都没安心地吃，走路都把脚崴了，写个字都写不好，这样怎么能做好生活中的事？一遍一遍把生活中事做好后，你的生活才能圆满起来，心才静得下来。上个月我去任之堂中医主题酒店时发现墙上贴的纸贴得很乱，搞得还不干净，我随便看一看，就知道工作人员的心静不静得下来，你跟我说得再好听也没用，我转一圈就知道你心静到什么程度，通过工作和生活中的小事情，就能看到你心静的程度。

第二，感恩

第二个方法是学会感恩。为什么感恩会让心静下来呢？感字上面是"咸"，咸是盐的味道，咸属肾、属水，当你有感恩的心时，咸水在上面，火在下面，就把心火降到下面去了，把火降到水下面去，这就是感，这就是中医的心肾相交，就是气沉丹田，就是如如不动，就是"圣人之心，如珠在渊"，都是一个意思。与其说大话，还不如说一个"感"字就说清了。

当你满怀感恩的心时，你的气就沉到下面去了，凡是气沉不下去的都是心高气傲，结果把自己搞得很孤立，所以要有一颗谦卑的心、感恩的心。道在低处不在高处，水向山谷汇集，山谷里面潮湿些，植被丰富，爬山爬到山顶上都是光秃秃的。我爬过太白山，有个八仙台，上面基本上是光秃秃的，没啥东西，都是石头，但山谷下面植被非常丰富。人也是如此，能量场在下面，道在低处汇集。很多时候我们说感恩时，说谢谢时，有口无心，这样不仅没起到感恩的效果，还把自己越修越浮躁，真的能非常虔诚地感恩的话，你的能量场完全不一样，感恩能达到什么效果呢？你感恩地说谢谢时整个背部会发热，因为气沉到下面时你一礼佛或鞠躬时气下去，背后的气升上去，就完成了一个任督循环，把整个阳气从督脉升上去了。

大家可以试一下，真心悦诚服去拜佛也好、致谢也好，你会整个脊背发热，如果能达到这个效果的话，我想你的病就会好得快！一个朋友的父亲去世，我去祭奠，当我到殡仪馆时，那里放的音乐比较悲伤，我一想到他父亲这一辈子的情况，还有我和他的交情和经历的事，就非常恭敬地鞠了3个躬，结果鞠躬的过程中发现整个背部一阵一阵麻酥酥地发热，后来我才知道，平时我们很多时候都没有真的用心去说谢谢，没有用心去鞠躬，没有用心去感恩，不是用嘴巴感恩，感恩的目的是让心放下来，很多人学佛，"阿弥陀佛，阿弥陀佛……"没有一点感恩心，成一个佛油子了。

感恩的心态也能够帮助我们在求学、求知的道路上更加顺利。当我们以感恩的心态去请教他人时，对方往往会更愿意倾囊相授。因为，感恩不仅是对他人的尊重，更是对自己内心的修炼。正如一位修道的朋友所说，他在求学过程中，总是以感恩的心态去对待每一位师父，结果他不仅学到了丰富的知识，更赢得了他人的尊重和友谊。

我那个朋友是修道之人，经常到门诊部来玩。10年前，他来时我一个学生跟他聊天，他说："道长，请教你一个事，你向别人求教医术时如果别人不教怎么办？"因为道长比较年轻，他到全国拜访过很多修行人，到处求学求医，道长说："你把你想拜访的人当佛一样对待，跪下来给他磕头，供养他像佛一样，他不会不教你的，他不教你的话，天地都不容他。"当你用这种心态做时，别人肯定会教你的，不仅会教你，还会掏心窝子教你。很多时候，有的人过来说要跟你请教问题，搞得他比你还高傲些。你都没放下去你怎么去接受？所以那个年轻的道长朋友没用任何方法，他到任何地方找别人求知识、求医术时，首先跪下来磕几个头再说，他开玩笑地说他所有知识、所有绝招都是磕头磕出来的，首先给师父磕头向师父请教，结果他所要请教的知识都解决了。

感恩是有力量的，当你真的心悦诚服地感恩时，你所付出的，最后会以惊人的力量反弹回来。你没有诚心地去感恩，你在忽悠别人，别人也在忽悠你，白白浪费了很多机会和时间。你说一千句谢谢还不如说一句谢谢（十分感恩地）。人与人相处时有很多矛盾，因为你没有真诚地说谢谢，没有真诚地跟别人交往，当你真心诚意地放下跟别人交往，一切都不是问题。

第三，冥想

降伏其心的技巧中，冥想是一种非常有效的方式。有时，我们可以借助外部的形式来帮助我们更好地冥想。举个例子，有一天我爬山背部受了寒，回到家脖子僵硬难受。我喝了杯酒，酒是辛温的，能发汗，喝完后背部发热，寒气散了就舒服了，这是借助外在的力量。同样的，我的心沉不下去，我点一炷沉香或檀香，香味能促进气往下沉，酸、苦、甘、辛、咸都可以促进我们体内气的运行。点一炷香，或喝一杯茶，或弹弹琴，都可以促进气慢慢宁静下来，很抑郁时听很激昂的音乐可以让气稍微浮一点，心静不下来时喝点茶，茶能升清降浊，通过这种形式来调整自己的气。如果喝茶像牛一样狂饮，没有仪式感，很难让气沉下来，要有仪式感，小口小口地品茶。冥想需要一种仪式感，冥想可以解决好多问题，冥想说通俗点就是自己向内观的方法。

冥想怎么内观呢？我教大家一个非常简单有效的方法，是一位河北的老爷子教的。呼气时感觉浊气从脚下出去，感觉脚越长越长，就像树的根系一样长得很深，用意念引导：脚越长越长……长……向大地延伸，浊气从脚上排出去。这有什么好处呢？很多人体内浊气降不下去，热浮在上面，痰火凝结，就可以用这个方法解决。曾有一个乳腺癌的病人找老爷子治病，老爷子便让她每天做冥想。你们有时心里燥热、膝盖凉、脚冰凉，如果这么做冥想的话，慢慢用意念引导，冥想气往下行后，膝盖和脚马上发热。当你静不下来时，你做深呼吸、冥想，点一炷香，喝一小杯茶，调整呼吸，慢慢就静下来了。当你和别人吵架非常生气时，这时你不要跟别人继续对杠，如果你真的想静下来不和别人吵架了，深呼一口气，冥想，气从脚下排出去，很快心魔就消失了。

心可以生魔，降伏其心，就可以把心魔斩掉。有时候发脾气不是发病，是心的魔性出来后控制不了自己，那时候我们面目可憎。此时的气场非常静，因为大家都在体会呼吸在体内的感觉。要学会做这些动作，不要总说要吃药、要扎针、要按摩，这全是"向外求"，要"向内求"，通过自己的呼吸来搞定。通过呼吸，通过意念，你是你身体的主宰者，手掌上有生命线、智慧线、爱情线、事业线，全在你握的拳头里，一切都在你的掌握中，你的生命在你的手中，不在别人的手中，你的智慧在你的手中，不在别人的手中，所以我们要"向内求"。

第四，心无其心

当你通过以上这些步骤，专注某些事，给一个拴马桩，然后过渡到学会感恩，放下，再过渡到冥想，再过渡到经常冥想，你会发现身体消失了，是空的，你与万物融为一体了。"内观其心，心无其心，外观其形，形无其形"，佛家的说法就是，如果你感到心中充满恐惧，那你把心交给我，我会帮你驱散恐惧，但实际上我们无法真正把心拿出来，这一切只是个念头而已。当你通过冥想慢慢过渡到心无其心的时候，你就无所畏惧了。很多时候我们放不下是因为害怕、恐惧、焦虑这些负面情绪让自己纠结，放松下来你会发现也不过如此。

我们头上悬着一块石头，总担心掉下来，等到真掉下时，也不过如此。我们害怕是因为那事是悬着的，悬着是最吓人的，你心是悬着的。当悬着的东西掉下来了，没了就没了，睡不着觉是因为心是悬着的，其实我们看开了，不过分担心，该干啥干啥，就睡着了。做一事件，当你放下，以平常心去做，你可能收获更多；当你恐惧、焦虑时，反而碍手碍脚，不敢做，权衡利弊。如果真的放下时，你会发现很多事都顺了。你们把原理明白后，按我说的通过以下几步，第一步是专注的力量；第二步是感恩的心；第三步是学会冥想；第四步是心无其心。通过这几个步骤，最终让你真的沉下来，自然慢慢越来越舒适。"向内求"也是有步骤的，每一步都有方法。

乱心为魔，静心为佛

魔是什么呢？世界上有没有魔呢？魔在什么地方，佛在什么地方？你说你到处拜佛咋没看见佛呢？寺庙里挂的是佛吗？那不是佛，那只是一个雕像，每个雕像还不一样，有的雕像长一点，有的短一点，有的胖一点，有的瘦一点，不完全一样，有些许差异。究竟佛在什么地方，魔在什么地方呢？有个词叫"心魔"。前天有个朋友跟我说斩断心魔，举个例子，你发了个愿，一直想为家乡修条路，结果没钱，这成了人生的小遗憾。有一天你花2块钱买了张体育彩票，中了100万，终于有钱了，发了愿要修条路，好，这100万拿过去给家乡修条路，家乡人走路都方便了，对你而言，心里的小遗憾终于圆满了，心清静了。如果你没有这个愿望，你突然中了100万，你要搞点好吃的，你要买房子去……结果你的亲戚朋友找你借钱，这个借5万那个借2万，不借也不好，借也不好，最后为这事和家人闹僵了，夜里睡不着觉。同样是中了100万，有人能非常冷静地处理这件事；而有的人搞得睡不着觉，提心吊胆，害怕别人绑架他。同样一件事情，对这个人可以帮助他心静下来，对另外一个人而言心更乱了。这个事情没有错，中100万没有错，是人的心造成的，所以魔由心生。当你一心向佛时你就是佛，你跟佛处处相应，无处不是佛性，花花草草都有佛性；当你心生魔时无处不是魔，当你恐惧时你看的一切，"这个人好像要偷我的钱，这个人好像要背后搞人，这个人好像要害我……"你看所有人都是魔。

一个人丢了两只鸡，总怀疑邻居把鸡偷走了，他每天盯着邻居看，邻居在外面砍柴，"他肯定砍柴炖鸡吃"；邻居在磨刀，"磨刀是杀鸡去"，这就是魔，他处处这么想。当你心中产生魔时，你看世上所有人都是为魔服务的；当你心与佛性相应时，你看世界上所有人都是好的。每个人都有大智慧，都很聪明，当你看一个人很傻时，说明你还没开启智慧。你要观察每一个人身上的亮点，每个人都有智慧，只是没有开启，所以我们要"向内求"，让自己的心境与佛相应。

乱心为魔，静心为佛，看心是什么状态，看与什么相应。不要想是不是带有宗教色彩。这个事情如果让你心乱的话，说明你没做好，所有的事情都是考验，世间发生的所有事情都是考试，试卷是相同的，有些人答100分，有些人答0分，有些人心乱，有些人心静，试卷是相同的，答题者不一样。

但也有人有不同的观点，比如我的一个学生就认为每个人的试卷是不同的，因为每个人的成长经历不一样，每个人过的关是不一样的，所以试卷绝对是不可能相同的，答案也就不同，没有标准答案，怎么做都是对的，只要你顺应你的本心你都是对的。我觉得人生最重要的是无论你怎么做，只要顺应本心就好。做了，就承担做的所有后果，最怕的是做了之后承担不了后果，这是人生最大的悲哀。

我觉得她说的最后一句话很对：要承担后果。我的期望是大家都能心静下来，一心清静。

如何摆脱业力的纠缠？很多时候我们也想好，也想清静，也想创业，也想做善事，也想让自己宁静，但总有东西来干扰自己，还没开始搞，干扰就来了。比方说刚开始写字，突然有人来打岔，总有无形的干扰。有病人说他家里总存不住钱，刚存3万块钱，突然家里人又生病了，在医院里花光了，回来又辛辛苦苦攒了2万块钱，结果又出事又花光了，人生总是没有太平的，总是刚爬起来又掉坑里，一个坑接一个坑，找算命的看，"你有业力啊，上辈子做太多坏事，业力太多了"，那到底是不是呢？

我前几天在寺庙跟一个方丈辩论，方丈说人生有很多业力，还有共业，大家共同造的业，我问方丈："既然谈业力，你告诉我究竟什么时候造的业？哪一年哪一月哪一日什么时辰我造的啥业？你说清楚，不能只说业力这个词，太宽泛了，上辈子的事说不清楚就说这辈子的事情，上辈子杀了鸡杀了鸭我不记得，你把这辈子的业告诉我，你说出来我去改。然而，业力并非一个模糊的概念，它实际上是因果关系的体现。我们生活中的每一个结果，都有其必然的原因。但问题在于，我们往往只看到了结果，却无法追溯其根源。

面对业力的困扰，我们不应该简单地将其视为推脱之辞。相反，我们应该积极向内求，寻找问题的根源。无论是提高医术、改变思维方式，还是调整行为习惯，都是向内求的表现。只有当我们真正认识到自己的问题所在，才能有效地克服业力的束缚。

同时，我们也需要明确一点：业力并非不可战胜。通过发愿和行动，我们可以逐渐削弱业力的影响。愿力是克服业力的关键。当我们发出大愿时，我们的内心会产生强大的动力，推动我们不断前进。这种动力会帮助我们克服各种困难和挑战，实现我们的目标。

感恩词

总结一下，要学会感恩，感恩什么呢？让我们一起来看下我写的感恩词，水平有限，多多包涵。

感恩阳光带给我们温暖

感恩雨露滋养万物

感恩空气净化充养我们的身体

感恩大地为我们提供食物

感恩世界和平，使我们能安居乐业

感恩父母的养育

感恩朋友的陪伴

我们身边充满祥和之气

我们的内心因此而安详

感恩一切的遇见

因为这一切都是最好的安排

大家也可以自己为自己写一份感恩词，感恩你身边最憎恶的人，真心诚意地感恩他。这世界都是空的，你看到的最憎恶的人是心魔化生的东西，你感恩你最憎恶的东西就放下心魔了，不是杀掉斩掉，杀掉斩掉它依然存在，存在你记忆里。感恩过去让你最痛苦的事情，这样层层把所有东西放下，慢慢你内心会升起智慧的力量。

为什么要感恩一切？感恩空气、感恩阳光、感恩大地，因为一切都是道的化身，大道无形，生育天地；大道无情，运行日月；大道无名，长养万物。道是没有分别心的，当我们感恩一切时叫臣服于道，感恩于道，最后融入于道。

如果你能做到这一点，那么我肯定你并非平庸之辈。人生中，我们都需要拥有一些小小的梦想，不能过于庸俗。有一天，我突然想到，你们都应该观想一下你们心中有一根蜡烛或者一盏灯。这根蜡烛或灯能够发光，照亮你内心的世界。你能想象出来吗？就是要想象你身体内有个灯，它发出的光在照亮你的身体。有些人可能无法观想出这个画面，而有些人可能刚刚观想出来，突然一阵风吹来，就把它吹灭了。这是因为你的内心还不够平静，容易烦躁。当你心不静、烦躁时，这盏灯一亮起来就会被吹灭。我也尝试过，有时候灯点着的时间很长，一直亮着，整个世界都很明亮；但当生气时，它就会熄灭。火焰是静止的，这意味着你的心已经平静了下来。你们可以尝试一下，为自己点一盏心灯，先照耀自己的内心世界。

其实我们真的"向内求"的时候，你的人生就开始改变了，我们生活中所有的痛苦都不是痛苦，所有的困难都不是困难，慢慢开始对道家的知识、儒家的知识、佛家的知识看明白了，这时你开始远离世俗那些喧嚣的磁场，开始静下来，别人在打麻将，在兴奋时，你认为还不如坐下喝杯茶、冥想、呼吸、让腿延长、在体内观想灯，这不需要任何东西，就很好。灯的火焰不飘不吹熄，静静地燃烧照亮你内心的世界，就很好。

第十七讲　悉皆归

我们前面讲了"归根曰静"，人的气要收回去，"归根曰静"的意义非常重大。大自然也需要归根，归根后才能有新的轮回，植物才能茂盛生长。人体的气机也需要归根，时时归根，只有这样我们的生命才能源源不断地延续下去。

气归根是身体好的前提

我经常开玩笑说要活到300岁，其实活到300岁很难。我最近看了很多病人，活七八十岁的稍微身体好一点的寥寥无几，大多数身体都是很差的，没有病的几乎没有。今天下午我去看望我父母，他们在帮我弄菊芋，精神状态很不错，我想我活到七八十岁有这身体也不错了，他们经常干体力活，所以身体还可以。可见身体要好的话一定气要归根，这是大前提。

我们有再多的想法和念头，都不能让自己长寿，只有气归根后，这种能量才会慢慢沉积下来。道家说炼丹、气沉丹田，我们不讲，我们就是让自己腹部能量更足一些。今天下午上山时讨论问题，为什么早上起来排大便很顺畅时感到很愉悦，如果解不出大便或解出黏黏糊糊的大便时就会感到很烦躁？腹部是人的第二个脑袋，叫腹脑，腹部如果气机顺畅的话会分泌某些激素让我们感到很愉悦。我们的快乐如果和外在因素有关的话，就是情绪问题。如果没有外在影响时，我们内在的愉悦取决于腹部，跟腹部有关系。凡是腹部摸着有很多硬块的，他平时情绪方面就差一些，容易受影响，所以要时时气归根，让腹部能量足，自然脑袋能量就充沛些。腹部能量足了，自然就有幸福感、愉悦感，这也是一种"向内求"的方法。

我们总认为要吃好的喝好的，其实真正让你幸福的不是吃多好喝多好，而是内在的宁静。宁静的幸福是花钱买不来的，是求不到的，你到天南海北到处求也求不到，吃海参燕窝也求不到，内在的宁静是无价之宝。你只有真正体会到宁静的幸福后，慢慢就会把外面的热闹看淡了。

人要懂得按道的模式活着

"人法地，地法天，天法道，道法自然"。人活在这个世界上，就要取法于地，大地是宁静的，天动地静，这段话要讲清楚很难。稍微把它说简单点、说肤浅点，就是大地是很静的，天动地静，人取法于地，人要静，人只有静下来后才有一切。当大地灰尘滚滚，空气有雾霾时，我们身体也不舒服。我们活在地球上要向大地学习，取法于大地。地法天，地要长万物需要天来降甘霖滋养万物，如果天不降甘霖不降雨的话，地上万物也会凋谢，大地会枯裂。人要向地学习，地要取法于天，天法道，天清地宁，天是道所运化的产物，天地运行法则是按道的模式运行的。

我们打太极时双手打圈，这个动作看着很简单。地球围着太阳转是转圈，月亮围着地球转也在转圈，地球的自转也是在转圈，太极拳，稍微好一点的功法都在取法于天地的运行模式，来启动人体内的运行模式，让我们体内运行模式和天地同步，看着很简单其实蕴含很大的道理在里面。只有参天地，观天地日月运行模式，去找到适合自己的方法，人才活得更健康舒服。

道法自然，天地自然万物有"成住坏空"的规律。比方说这个桌子很漂亮，再过200年这个桌子可能腐烂了，这个房子看着很高大上，再过100年房子可能垮了，天下没有什么是永恒的。正因为自然是无常的，所以我们要抱着一颗无常的心，当我们执着于一成不变的话我们就背离道了。大家可能觉得这段话不好理解，说得通俗点，人老了要死了，你就安安心心地死吧，因为这是一个轮回，死是生的开始。秋天大自然的草木枯了是第二年春天来临发芽的开始，死即是生，生死是一个轮回。这个轮回结束的时候你还抱着传统观点说"我不能死不能死"，最后却死得更痛苦，所以看破生死是个大事情，非常重要的事情。

当面临死亡时，人生仅仅只是记忆。一旦双眼闭上，人生就像电影一样，在记忆中播放。这需要我们能够看透生死轮回，理解自然规律。其实天地万物都遵循同样的聚散离合过程。没有任何事物是永恒不变的，因此我们需要将心态放下。只有当我们转向内心寻求答案时，我们才能更加从容和坦然。

"向内求"，学会放下，不再执着

没有这个心态的话，所谓"向内求"还是在寻求一种贪欲，只有学会放下后才能带着平和的心态看事情。举个例子，曾经有一个修行人找我看病，我问："你现在干啥工作的？"他说："我以前在寺庙待着，天天打坐、参禅、诵经，最后发现不能解决人的问题，一切都是空的，做任何事没有多大意义，我现在每天就闲着看看。"我说他这个心态比较消极，但他却说做什么东西最终不都空了嘛，有啥好做的……

人做事有几种心态，同样栽一棵树，张三希望今年就能开花结果，明年丰收，后年发大财，急功近利，希望干下去立马有回报；李四栽树时想有没有收获无所谓，今年把树栽好，结一个果子也好，一个没有也不伤心，反正自己只负责栽树就行了，把树养好就行了，至于结不结果是树的事，以一种积极的心去做；王五他树也不栽，果也不吃，消极应事。我们最好是要取中的状态，积极地栽树，至于有没有果是无所谓的事，有一个果是好事，有一堆果更好，没有就算了，这样才不会执着。

老子说，功成身退。当我们时时为自己所付出的努力而计较回报时，时时琢磨栽一棵树产多少果时，你就不愿栽树了。庄稼还没种就想收获一千斤一万斤，以这种心态做事会发现你的付出与收获不呈正比，下次就没有动力了。我跟农民一起聊天时常说，其实在种地的时候你晒了太阳，呼吸新鲜的空气，这些都对身体有好处，即使一个果没结，也已经有很大的收获了，以这种心态应事时，你才能把所有东西都放下。其实"向内求"就是慢慢把一些"我执"放下，真正以平和的心态去应事，这样你活更自在更坦然。"向内求"不是很高大上、很玄乎，也不是要成佛成仙，而是把生活普普通通地过好。

我们往往执着于很多事情，执着使我们在行业内钻得很深，其实我跟大家说，淹死的大多数是会游泳的，一般不会游泳的人不会下水，不敢下水，敢下水的都是会游泳的，结果很多人游泳淹死了。我有位很要好的朋友喜欢在大海里航行，每年搞帆船赛，最后发生意外在大海失踪了。人生就是这样，你不断挑战，但是最后就在这上面出事了。临床上肝病科的专家很多死于肝病，胃病科的专家好多死于胃癌，心脏病的专家死于心脏病，很多人说这是病气传播的，其实不是，有可能是因为专家在这个领域看多了，习惯了，便不在乎了，觉得无所谓了，反而出问题了。

我一个大学同学是搞按摩的，天天给别人按摩，颈椎不好的给按摩好了，腰不好的给按摩好了，当他在这个行业成了不起的人物时，就慢慢忽视了自我保养，最后自己得了严重的颈椎病、腰椎病。木匠家里没有好桌子，因为他无所谓，咋搞都行。我们执着于某一个领域，最后很可能毁于这一领域，有些人把人生所有的精力、所有的心血全部倾注在某个领域，成为奇才，为社会做了很多贡献，但是最后却可能毁在这个领域。

有些事情大家可以好好想下，山峰再高，最终还是被雨水冲刷和腐蚀掉。借修行界的话来说就是执着于成佛就成不了佛，执着于成佛就入了魔。你执着于做好人，你就是一个坏人，这话不好理解，因为你总想做好事，但好坏是相对的，这个事对张三有好处，却可能对李四有害，有阴就有阳，执着于做好事只是你内心偏向于你认为好的一面而忽视了坏的一面，这世界是平衡的，阴阳是相对的，中道才是最主要的。不要过于执着，就是放下"我执"的问题。

当你偏执于某一块时，就忽视了整体，越是偏执的人越是容易在某方面成为奇才，他往往就越容易忽视整体。一叶障目，不见森林，我们的感受只是片面的，我们往往盯着局部而忽略了整个世界，成了盲人摸象，所以我们要整个接纳过来而不是只看其中一点。怎么样整个接纳呢？要放下，放下"我执"，当你内在没有成见时，这时才能接纳所有。

人能常清静，天地悉皆归

今天讲的主题是：天地悉皆归，怎么才能进入体内，怎么才能悉皆归呢？比方说手机，周围有很多手机信号我们看不见，但能时刻被手机接收到，当手机套一个防辐射的套子，它还能接收到信号吗？你打手机，手机不在服务区，其实它在服务区，只是套了个防辐射套子，所以显示它不在服务区。我们人呢？当我们被"我执"所套住时，你就不在"道"的服务区。有时我们不是接收不到宇宙的能量，不是不能"天地悉皆归"，而是因为很多念头、很多"我执"把自己套得死死的，包裹得一层又一层，像洋葱一样，结果使自己不在"道"的服务区，接收不到能量，感到很孤单无助，感觉自己没有能量。然后你又四处去求，到处找信号，就是看不到信号。我们是到处找这个信号呢？还是把手机的防辐射套撕开接收信号呢？显然，我们该做的应该是把防辐射套撕开，这才是关键。

我们活在世界上感到很痛苦、孤单、无助，不是因为没有能量，无处不是能量，而是因为"我执"，我们自己的成见把自己封闭得很死，能量进不来。怎么样把能量收回呢？"人能常清静，天地悉皆归"，真正静下来之后，外面浮躁的气收到里面去，能量自然就回来了。当然这需要一个过程，我们总认为自己是对的，但人生最怕的就是总认为自己是对的，按自己的模式对待一切。别人说一百遍一千遍还是不听，因为每个人都有其独有的思维模式，很难改变。越是年纪大的越难改变，小孩子可塑性比较强，成人可塑性比较低，所以有时我们要改变一个人很难很难。

现在我们分享"向内求"是希望大家能从内心改变，真正能撕掉手机防辐射膜的是谁？是自己，别人脱不了这个膜，膜是从你思想里产生的，真正要去改变的，要放下的永远是你自己，我们只是告诉你一个方法或一个建议，仅此而已。

我们若能以包容心态接纳一切，并愿意放掉所有执念，那么在静静的自我反思过程中，就会自然感受到一种能量的渗透和滋养。随着时间的推移，这种能量将推动我们的成长和壮大。这里其实涉及到一个"出"与"入"的问题。我想分享一次自己的体验来为大家说明这个道理。

记得两三年前，我坐在九针庄园后面的阳台上，欣赏着中医村的美景。刚从山里驱车归来，我疲惫不堪，便坐下来休息。此时，我注意到山里的阳光十分强烈。以前，我总是习惯性地将目光投向外部世界，去探寻山上的各种事物。然而，这次我选择接纳眼前的光，将注意力从外部转向内在。

当我把目光转向自己体内，我感受到一种从未有过的舒适和愉悦。这种转变瞬间消解了我身体的疲惫。这个体验让我深刻体会到，当我们把关注点从外部转向内在，从对外部世界的追求转向对自己的觉知和接纳，我们将能够消解许多执念，从而获得一种全新的认知和成长。

为了更好地说明这个道理，让我举一个简单的例子。设想你在房间里走动，然后坐下来，如果有人问你看到了什么，你可能只能记住几个物体或者方向。但是，如果你使用摄像机将房间的每一处记录下来，然后再回看，你会发现你能看到所有的东西，因为摄像机没有分别心，它只是单纯地记录了一切。

我们的目标就是要像一个摄像机一样接纳所有的体验和感觉。当我们放下"我执"，我们就能像摄像机一样记录下所有的事物和情感，而不仅仅是那些我们感兴趣或者喜欢的，这样，我们才能真正地体验和理解这个世界。

因此，我们需要学会放下执念，以包容的心态接纳所有的一切。只有这样，我们才能真正地感知和认识这个世界，从而推动我们的成长和发展。

空杯心态，接纳一切

天地万物皆遵循此模式，我们只需放下固有观念，以空杯心态去接纳各种信息。面对大量的信息，我们首先要不加区分地接收，然后依靠自身的智慧逐步梳理并构建出一个有序的体系。如果只选择接收我们喜欢或感兴趣的信息，那么这个体系是不完整的。只有抱着空杯心态接纳所有信息，并在体内进行加工处理，才能形成相对完美的、没有缺陷的"道"的产物。

肉体只是个通道，每个人背后都存在着无穷无尽的能量源。肉体是虚幻而不真实的，其核心内涵才是最重要的。肉体仅仅是一个通道而已，我们的眼睛、手等感官只是接收器。光线通过眼睛的晶状体进入大脑产生视觉体验，这只是个通道；我们的手触摸到物体，通过触觉神经传送到大脑产生感觉，这同样只是个通道。我们的眼耳鼻舌身意，都只是这些感官通道。我们所做的一切，就是全心全意地开启这些通道，去接收、体验和感知外在的事物。当我们真正地、完全地开放这些通道时，我们就能获得源源不断的能量和高维度信息。最近我们正在研究的"爱的能量疗愈"，就是通过调整呼吸，接收能量又将能量传递出去，从而治愈疾病。

如果能做到这一点的话，我们就不会感到匮乏，因为你接收的信息非常庞大，有无穷无尽的能量过来，我们接收不了是因为我们表面有一层保护膜。再举个例子给大家听，海绵可以吸水，但如果给海绵表面包一层保鲜膜，你把它放水里泡，水怎么都进不去，不是海绵周围没有水，而是因为有一层保鲜膜存在，当你把保鲜膜撕开时，往水里一放，水瞬间就被吸进去了。身体就像海绵和手机信号一样，水或信号进入不了体内不是因为没有水或信号，而是因为有"膜"存在。我们不能从高维度下载，不能从周围获得更多能量加持，感到很孤单很无助，得了癌症很痛苦，身上很多病好不了，不是因为没有善缘来帮你，我们的周围充满着爱和善意，是你自己形成了保护膜阻止了外部能量的进入。因此，我们需要审视自己，"向内求"，把自己所认为的保护膜撕掉，把自己设置的屏障打开，让自己真正感受天地大道的存在，通过这种方式，我们的生命将会变得更加有质量。

有句广告词：我们不生产水，我们只是大自然的搬运工。其实当能量进入体内后，我们内在很充足，再去关心别人照顾别人，给别人扎针、推拿治疗时，效果才会更好些。一个进一个出，我们身体只是个通道而已。一位法国的针灸师，扎针时，用指针，而不是针灸针，以大拇指接天气，食指就是针，观想能量从大拇指进入体内，然后再辐射出去给别人治病。病人牙疼，她就这么指着，让能量进来再出去，就跟我们从大自然搞了一堆矿泉水再卖给别人一个道理，大道相通。

"人能常清静，天地悉皆归"。眼睛不是向外去寻找，而是接收所有的光线。我再举个例子，我们有时去逛街，回到家家人问你看了啥东西，你说不出有什么东西，因为你一直在找自己喜欢的衣服鞋子，想吃的想喝的，因为你有分别心去看，没有做到像摄像机一样都拍摄下来，就记不得商场里的全部。

我有个药房开3年了，某天一位老太太过来买药，她疑惑这个地方啥时开了个药房，我说开了3年，她说她天天从门口走咋不知道呢？她就住在楼上，每天下楼买菜，怎么不知道呢？因为她不需要买药或常去医院开药，她压根不关注这是否有个药房，她只走她的路聊她的天，这儿发生的事跟她没关系，叫不相应。有一天她突然急需买药，附近没有药房，她问亲戚朋友附近哪儿有药房，亲戚说她楼下就有啊，楼下拐弯相隔不到50米就有，她跑来一看真有一个药房。世间很多人就是这样，我们看到的只是自己感兴趣的东西，只有以敞开的胸怀去接纳时你才会看到更多东西。

同样爬中医村的山，如果是一个木匠，他会想中医村有什么树，哪些树可以当作材料做家具；如果是搞药物研究的人来爬，他爬一趟就知道山上有什么药材。

内心不要有分别心

我们为什么感到贫乏？是因为内心的分别心。刚才我讲了这么多，大家可以理解这句话吗？我们为什么感到收获很少，能量很弱？因为有分别心，只收获你感兴趣的，所以感到很贫乏。我们为什么感到没安全感？因为我们有分别心，只看到了不安全的因素，而没看到更多安全的因素。你选择了不安全的因素就会产生恐惧感。这个世界有大的平衡，当没有分别心时，你看世界上一切，它是完美无缺的，你自然会从内心产生幸福感、安全感。我们是一滴水，活在大海里面，感觉自己很孤独是因为这滴水有一个保护膜，无法融入大海。最后送大家一首《好了歌》，词如下。

世人都晓神仙好，惟有功名忘不了！
古今将相在何方？荒冢一堆草没了。
世人都晓神仙好，只有金银忘不了！
终朝只恨聚无多，及到多时眼闭了。
世人都晓神仙好，只有娇妻忘不了！
君生日日说恩情，君死又随人去了。
世人都晓神仙好，只有儿孙忘不了！
痴心父母古来多，孝顺儿孙谁见了？

这是《红楼梦》中的一首诗词，大家把《好了歌》好好看看，就放下了，慢慢把自己身边设定的保护膜、自己设定的沉重包袱卸下来，以非常轻松的心态在这世上活着。日子过得好不好就是你心态问题，记住我说的话，就像种树一样，积极地种树，不要计较结多少果，你好好种树，自然就有收获，树都不愿栽肯定没有果，刚栽下就希望得到果也不现实，所以要以平和的心态去面对。

"向内求",以这种心态应事,慢慢去感受宇宙能量,让自己活得更自信些,身体更好一些。以平和的心态看世界,所有好的坏的都只是历练而已,人活一世一定要积极,积极地入世,以出世的心态做入世的事情,最后祝大家都幸福健康快乐。

❓ 课堂讨论

问:像摄像机一样逛街的话会不会储存太多,一下子把内存用光啦?

答:不是死记的,是图片式记忆。

我曾经有一个想法,培养大家图片式记忆的能力,还可以成立一个群,改天我们试一下。比方说现在先画一个十字架,第二步再画个什么东西,就是慢慢画,每画一笔翻一页,最后突然一关掉,现在要你重新描绘出来,这时很多人知道怎么描绘出来,很清晰,因为他有图片式记忆。假如只是让你自己记,然后再画,你可能画不出来,有可能线的比例都不对。多用图片式记忆,慢慢你会有一种感觉,发现自己记忆力更好了。举个例子,我去朋友家做客,他客厅放了一盆花草,就是中医村的,我一看就知道中医村有没有,因为我上山时见过,我眼睛一闭,在上山弯曲的路上,在哪个拐弯有一个花池,花池长什么样子,草长什么形状,脑袋回想出这张图片,很清晰的图片,如探囊取物,我直接就能找到这花草。我们往往看东西只选择自己感兴趣的东西,然后失去了很多东西。我们需要做的是不要有分别心,像吃菜一样,这5个菜我一样吃一点,合口味的多吃一点,不合口味的少吃一点。而如果我永远只吃一道菜:红烧肉,我永远只吃红烧肉,吃一辈子红烧肉,最后发现身体吃垮了吃病了。

问:如果没有分别心,负面的情绪怎么处理?是非美丑怎么分辨?

答:天下皆知美之为美,斯恶已;皆知善之为善,斯不善已。因为你心中在比较，所以才寻找善恶美丑。但是如果从道的角度看，所有东西都是漂亮的，没有美丑之分，因为都是道的产物。比方说一盆花，每个人用手机拍张照片，每个人拍的照片绝对不一样，因为拍的是个人的视角，是个人心意识的投射，是每个人看到的美的一面。美和丑是相对的，就看有没有发现美的眼睛。我们所做的不是去辨别美和丑，而是去欣赏所有东西。都是美的，没有丑的，要用欣赏的眼光看世界，以发现美的眼光看世界，最终你发现天下事都很美都很好。

问：人的精力有限，要集中精力做自己感兴趣的事情或重要的事情，跟老师说的接纳一切是否矛盾？

答：以凸透镜为例，当太阳光照射在书上时，凸透镜能够将光线聚焦，从而使木头燃烧。同样地，太阳能热水器也能够聚集太阳光，将水烧开。因此，我们所说的接纳一切，就是要接纳能量并汇聚到一个点上，这样能够提高我们的能力，我们就将无坚不摧。当然，如果我们只接收很少的能量，就像平面镜和反光镜一样，我们无法烧开那一锅水。因此，当我们只接收一个能量时，我们很难完成很多事情。但是，如果我们能够接收到一万个能量，那么我们只需要将它们聚集到一个点上，就能够成功地完成任务。总之，所谓的接收就是指放松和接纳进来的意思。如果我们能够放松自己并接纳更多的事物和能量，我们就会变得更加聪明且有力量。

第十八讲　　如何"改命"

我差不多有一个月没有去中医村了。最近两天，我感到心脏有些闷，全身都不太舒服，心跳也有点快。昨天下午，我决定去爬一下中医村，转了一圈，出了一些汗后，感觉一切都变好了，身体完全恢复了，回来时精神焕发。所以，如果身体不好的话，可以多出去走走转转。如果你有很多烦恼的话，可以去大自然中放松一下自己，让自己的情绪得到净化。

当我们生活在这个世界上时，总希望能够有所依靠，让自己能量不至于枯竭。比如你上台演讲时讲了三句话，后面不知道说什么了，这是思维枯竭了；手中没钱了，也是枯竭了；做产品没有创意了，也是枯竭了。人生就怕能量的源头枯竭，如果你的能量源头存在，可以源源不断地向外输送能量，那么你就不必太在意很多东西。

比如说，我给别人针灸治疗时，创立了一种新的针法，别人觉得很神奇，想学习我的技术。于是我就把这个针法分享给了别人。有人说这种技术不能轻易告诉别人，其实这没有什么关系。因为当你有很多源源不断的想法时，随时可以变化针法，从而产生很多新的针法。只要心静下来，就会不断有新的想法和能量涌现。所以，不必太在意眼前的小事，未来会有更多的机遇和成就等待着我们。

今天还是分享"向内求"，讲什么主题呢？如何"改命"。你的人生如意吗？我们人生有很多痛苦，生老病死都是苦，生下来得病，在座的有很多病人，得了病后就苦，心想自己这一辈子真苦，你这样想就永远会掉在那苦坛子里面，这世界完全幸福的人很少，人生不如意事十之八九，但反过来想一想，"我为啥不如意呢？为啥我的想法不能实现呢？为什么我想花钱没钱花，想健康却生病了？为什么我想家庭和谐，结果家里天天吵架？为什么我想孩子成才结果孩子不听话？总觉得事事都不是自己设想的状态"。那么请问你，如何才能达到你心想事成的目标呢？这是个大话题。"向内求"不是说着玩的，是想改变一切，让你拥有想拥有的东西，让你活得幸福快乐健康，让你的人生过得有意义，这才是"向内求"的目的。"改命"，让不幸的人生变成幸福的人生。

不幸福是因为对自己不满意

其实你所看到的一切，从修行角度讲，都是我们意识的投射，这个内容不好理解。比方说这一杯水，是放这儿还是放那儿是由谁决定的？是我自己的意识决定的；手机是放这儿还是放那儿，是意识决定的，这都是意识的投射。所有的一切，怎么摆放，这水倒多少，也是意识的投射。你看到的一切，身边拥有的一切，全是意识的投射，是你的意识转化出来的东西。什么叫如意？这个杯子能放这儿，是我意识的投射，如我意了，放那儿，也如我的意。

你生命的一切全是你意识的呈现，都如你的意了。但你满意吗？你不满意，虽然如你的意，但你不满意，你不会因为杯子放这儿感到很舒服，因为你不会去变换你的意识，虽然是如意但不满意。事事都如意，但事事没有让你满意，这是两个概念。你回家把鞋子一脱一甩，如你的意，但一看，臭气熏天，乱糟糟的，满意吗？不满意，是在如你的意，但你自己内心不满意。人生处处充满矛盾的问题，我们总是想自己如意，其实事事都是你意识的表达，都如你的意，但你对自己的意不满意，自己都嫌弃自己。大家来听课，你选择坐这儿，如你的意吗？如意，因为你选择坐这儿。但你坐这儿满意吗？你好像坐这儿听不太清楚，看不明白，不太满意。如意并不代表满意，你想要满意就需要改变你的意识形态。事事都在如你的意，但很多时候不满意，人生不满意者十之八九，人生如意者百分之百。这是我的理解，也不一定对。

如果你满意就很幸福了，因为你不满意才过来找我看病，不满意才到处求学访道访高人，不满意才过来听"向内求"。如果你满意，自己便会过得很愉悦非常舒服，但事实上很多人都不满意，有时候自己都嫌弃自己。

我们要改变的是怎么样让自己满意，因为只有你对自己满意，别人才对你满意，你自己对自己的行为都不满意，别人怎么看呢？你身边所拥有的一切都是自己造出来的，虽然是你意识转化出来的，但你不满意，不满意也是你自己种的因结的果，所以我们要把事情做得更好，让自己更满意，必须要自己转换意识，这样呈现出来的结果才满意。

向内转变心才能转变一切

我们讲道和德，道是本体，德是显化，呈现出来的德相让人满意，相由心生，境随心转。你看到周围的"象""景"都是心的投射，转变心才能转变一切，转变意识才能转变一切。"向内求"就能转变你身边的一切，你身边出现的让你不满意的状况，都是你的心所呈现出来的，所以向内转变，才能转变一切。

我们常常会对自己的行为感到不满，当这种情况发生时，你需要停下来思考为什么。如果你陷入这种自我厌弃的情绪中，就会感受到一种负能量和沮丧。因此，要做一个自我接纳、自己不厌弃自己的人。

命运是如何形成的

我们都想要好的命运，拥有好的命运是每个人的愿望。命运是如何形成的呢？意识决定行为，行为决定习惯，习惯决定命运。比方说，有人说话总带个脏字，不带脏字心里难受。他慢慢养成习惯后他的命运就决定了，他不可能上升到很高的层面。现在看你的命运怎么样，不用找别人算命，看你平时做事的习惯怎么样，你的习惯决定你的命运。

现在看你的习惯，是不是会形成好的命运。习惯怎么养成的？习惯是长期的行为导致的，因为意识决定你的行为，行为决定习惯。举个通俗易懂的例子，我经常开车左转时不打转向灯，这个行为慢慢养成一个习惯，每次开车转弯时都不打转向灯，后面有车来时没及时反应，就容易出现车子被碰撞的情况，这个车就会出现被撞的命运。人生就是这样的，你想拥有好的命运，首先要有好的习惯，好的习惯得从你的行为方式开始改变，这个行为慢慢就决定你的习惯，这个行为是意识产生的，指导你命运的是你的意识而不是外在。

健康也好，快乐也好，贫困也好，富裕也好，这些命运全是你的习惯和行为导致的，而这些习惯是你背后的潜意识形成的。举个例子，有钱人和穷人最大的差别是什么？有钱人把消费变成投资，他有一个意识，他要花钱，这个钱以投资的形式花出去，手里10 000块钱，他拿5000块钱去投资一个小项目，第二年这5000块钱还增值了1000块钱。赚了1000块钱变成11 000了，第二年这11 000他投资进去又赚钱了，他永远把消费变成投资。

他的这个意识导致这个行为、习惯。他的命运就是最终财富越聚越多，因为他一直在投资，盘子越转越大。而穷人呢，他在消费，10 000块钱，今天买双鞋子花300，明天买衣服花500，觉得自己还有钱，买个小电动车花2000，年底再花1000过年，第二年又是穷光蛋，再辛苦赚10 000，再消费最后到年底还是穷光蛋。过了十年八年后发现身上没有财富，都花出去了，左手挣钱右手花出去了。富人左手挣钱右手投资，一直投资一直收获。所以，你想拥有什么东西必须从行为、习惯上改变，从意识形态上改变。

命运不好，要反过来改习惯

假如命运不好的，要反过来改习惯。举个例子，有些人长期患前列腺炎，尿频、尿急、尿痛，不舒服，到处求医也治不好。人生处于低谷，命运不好，就改习惯：少同房，少看黄色图片，少手淫，少接触乌七八糟的东西，把这些习惯彻底改掉，不沾了，你的命运已经就开始转变了。习惯难改变，从行为开始，把时间放到种地上去，放到干活上去，转移自己注意力。这个习惯得慢慢改，用阳光的心态做事，用奉献的精神做事，当你的意识这么转变时，你的结局和命运就也在发生转变。

有些人得了胃癌、胃溃疡，长期治不好，治好了又复发，从习惯上看可能与他经常酗酒、抽烟、焦虑、熬夜有关，所以想改变疾病的命运就要先把习惯改好，不熬夜，不抽烟，少喝酒，把坏习惯改掉。想改掉习惯一定得从行为上克制、转换。脑袋有个惯性思维，人就怕形成惯性思维，所以把惯性思维打乱，不按那种模式思考，命运就开始转变了。你们好好想想我说的话，一层层倒过来推进，只有这样改变时，用不了多长时间你身上所有的你厌弃的东西慢慢就消失了，就像花一样，它的成长需要阳光、水分、土壤，你不好的命运也要靠东西"滋养"，当你给它"断水、断电、断阳光、断肥"时，不好的东西慢慢就枯萎了，命运也就开始变好了。不好的命运就像毒蘑菇一样，没有水分没有好的环境它很快就凋谢枯萎了。

要想明天有好的果，今天就种下好的因，今天怎么种因呢？改变你的习惯、改变你的行为，净化你的意识，明天不好的果自然产生不了。

与意识沟通，改变意识。因为发生任何事情之前，做任何行为之前，都是先产生一个念头，然后把念头转化为现实，变为你的行动，变成你的习惯，就决定了你的命运。比方说你现在很想喝杯冰啤酒或冰的饮料，天气虽冷，但你心里燥热，总想喝点凉的，当你产生这个意识时你便去冰箱拿瓶冷饮出来喝，第二天又出现这种情况，又拿冷饮喝，慢慢地这种行为变成了一种习惯，当习惯养成后你关节开始疼，慢慢就患上了风湿病，手僵、关节疼。如果你想治好风湿的话，就要改变喝冷饮的习惯，如果不改，继续喝冷饮，一边喝中药，一边喝冷饮，一边做艾灸，这个病永远好不了。当你意识到"我不能喝冷饮了，可我想喝怎么办呢"当你有了这个念头时，你就心中自问自答，自己劝自己，"我能喝不""好像不能喝""少喝点行不行呢""少喝点也不行""喝了有啥问题呢""喝了，中药就白喝了""那就别喝了吧"。

你问别人不行，你要自己化解自己，自己安慰自己。当你产生一个不好的意识时，你知道是不好的，如果你推波助澜的话就会产生一个不好的结果。所以当你知道是不好的，就要自问自答，"我这样对不对"。如果现在很穷想抢银行，"抢银行对不对呢""不对""很想抢""不能抢，抢了后要坐牢，要判刑""还是不抢为好"。所以产生念头时要看住念头，当你自问自答时，你已经很高级了，因为你看住了你的念头，很多时候我们都不知道自己产生了念头，一下就往前冲了。

当你跟自己的念头沟通时，你已经超越很多人了，现在一大半人都不会看住念头，都随念头冲。你能和自己念头沟通就已经在改变命运了，你知道不对就不会干了，往往我们没跟自己念头沟通就遵循念头干下去了，就容易出错误。比方说我那天喝完白酒又想喝啤酒，本来干一天活很累，背部受了寒，喝点白酒很舒服，但喝了口干舌燥，又想喝点啤酒，产生这个念头时我跟自己说，"能喝不""可以，少喝点""不能喝多""可以少喝点""喝一杯吧""估计半瓶可以"我自己跟自己问了三四遍，好，喝半瓶吧。喝了很舒服，因为我自己知道冬天冷喝多了不舒服，但我确实口干想喝，用自问自答的形式，我自己跟自己化解，这样既满足了我的念头，同时我也看住了念头。我内心世界觉得很充实很温暖，不需要跟别人沟通，不需要打个电话问一下医生，也不用问老婆，我自己问自己，自己说"可以，少喝点，不要喝多"。其实当你能跟自己和解时，你已经慢慢开始发现其中的奥妙了，因为很多时候我们不能跟自己和解，死憋着，就会很难受。当你学会看住念头、自己跟自己沟通时很有意思，这时你不会让情绪来左右你，因为你可以化解自己的情绪，叫自我疗愈。

生活中很多事情都是这样的，只要产生一个念头时就及时思考，"合不合适""对不对""有没有更好的办法"，内圣外王，你内心世界建设得很完善之后，外面才能做得很好。

自我和解，化解心中的矛盾

其实，痛苦的根源并不在于外界环境，而在于我们的内心。我们的情绪很容易受到外界的影响，比如当别人说一些让我们感到不舒服的话时，我们可能会感到生气或者烦躁。这时我们不应该试图去搞定或者说服别人，因为这是不正确的。

我们需要问自己："为什么我会产生这种情绪？是因为别人说的话吗？还是自己的原因？"我们需要意识到，别人的言行并不一定是我们生气或者烦躁的原因，反而可能是我们自己的心态和观念在作祟。

如果我们要求别人按照我们的意愿去做，而别人并不听从我们的建议，这可能会让我们感到受伤。但如果我们放下这种执着和自虐心态，尊重别人的选择和感受，我们就不会受到这种伤害。因此，我们应该学会控制自己的情绪，不要轻易被外界左右，同时也要学会放下对别人的执着和自虐心态，以避免受到伤害。

以前流行波希米亚风格，就是不对称的风格。现在我们穿衣服都很对称，但很多年前，衣服不对称，这个领大那个领小，或这个袖子长那个袖子短，或者这个肩露出来那个肩不露出来。当我们讲中规中矩，左右对称时，再看波希米亚风格很不习惯，但如果看多了就会发现波希米亚风格其实也很好看。

我们用条条框框把自己箍得死死的，这是作茧自缚，以改变行为习惯的心态和自己沟通，跟自己和解，把自己从"牢笼"里释放出来，让自己天性释放出来，这时你的笑容就很灿烂，因为你内外是一致的。很多人脏腑的一团气是瘀滞不通的，甲状腺结节、乳腺增生、胃胀、脂肪肝、子宫肌瘤，其实都是机体能量瘀滞造成的。当我们内在很和谐，自我沟通很顺畅时，能量释放也会很顺畅。大家可以试一下，看自己体内有没有瘀滞的地方。你这么一动膀子疼，那么一动乳房疼，又一动肚子胀，都是不通畅、瘀滞。如果你做动作时很舒服、很顺畅，就表示没有瘀滞的地方，当你的五脏六腑都很顺畅，你的气血经脉很顺畅，你就很健康。

与自己和解后，自己会受益，身体也会受益，你的家庭也会受益。很多时候我们把自己囚在牢笼里面，还把别人也囚在牢笼里，你不健康不快乐，你家里亲人也不快乐。痛苦源头在自己心中不在外在。所有结出的果，贫困也好，疾病也好，全在你心中，跟外在没关系，这都需要向内化解心中的矛盾，达到自我和解。

复归于婴孩

当我们像小孩儿一样笑时，从内心呈现小孩儿天真状态时，叫"复归于婴孩儿"。

"复归于婴孩儿"不是把你变成小孩儿，而是吐纳气息像小孩儿一样，心灵更加自由，人更加天真，这时你就会心想事成。你心想"这样不是很傻吗？"不是的，你这样做会心想事成，很多事就做成了。幸福不是说拥有一千万一个亿才幸福，有时候可能是在马路上啃个馍馍喝一杯啤酒都很幸福。最后一堂课我们讲一部电影《心灵奇旅》，大家就能知道人活一辈子是为啥活的，大家追求的财富、名利、地位、家庭幸福全是次要的，也许你站在马路边上，听开过的车的噪音就能感到很舒服很愉悦很幸福。这世间让你开启智慧开悟的不是钱不是地位，而是你看到的一切。真的，把《心灵奇旅》看完后，我们"向内求"这个大的句号就划完了。

在座的每个人体内都有个"小宝宝"，通过向内沟通让自己幸福起来，不要想着帮助别人让别人幸福，先让自己幸福起来，然后再传播这种幸福和爱，别人才幸福。

如果内心不宁静的话，走遍天下都不宁静；如果内心没有宽容心的话，走遍天下都觉得别人的心很狭隘；如果内心没有爱的话，你感觉身边全是算计你的人，因为你所看到的世界就是你内心的投射，叫如意，你所看到的世界就在如你的意，如果你不满意，那是你内心世界没改变。人生不如意者十之八九，我觉得这句话不对，人生处处都在如你的意，只是人生不满意者十之八九。

当我们内心放下时，再来看这个世界，当自己和自己和解之后，你再看这个世界，自己劝自己，就这样吧，你就幸福了。当你放下时，若无闲事挂心头，你的眉头不要紧锁，要舒展，便是人间好时节。

我们看病时，很多病人两个眉头间的悬针纹很深，愁眉苦脸，看着都难受。我们把眉毛要舒展起来，心中没有烦恼，这时你才体会到，人生处处是好时节，你坐在这儿感到很舒服如意，爬到山上去看风光很如意，有钱的吃肉如意，没钱的吃素也如意，想喝水喝水，想喝茶喝茶，什么都很舒服满意。当你看一切都很满意时，这时的幸福感是极高的。我们还需要到寺庙去吗？还需要到处去访名僧高人吗？你就是高人，我们每个人都是高人，都会成为开悟者，都会成为得道之人。

我命由我不由天

每个人的命运都握在自己手中，要想"改命"，从命运到习惯到行为到意识，改变你的意识形态你的命运就改变了，你绞尽脑汁地向外求，机关算尽太聪明，反误了卿卿性命，所以还不如先从自己的意识改起，从源头改起，"向内求"。

心无挂碍，做一个由内而外充满爱的人

当你对生活中的所有都很满意时，你就不会挑三拣四，吃饭好吃多吃一口，不好吃就少吃一口，有钱的买双好点的鞋子，没钱的买双便宜的鞋子，暖和就行了。有时我们希望通过打扮穿着来显示自己，其实你的身份证号不

会因为你穿着而改变，不会因为你买个奢侈的包、好的手机手表，就变了，你的身份证号永远不会变。所以追求外在不如追求内在，让内在过得舒服就行了，当你"向内求"舒服的时候，你生活成本会大大降低。很多时候我们应付外面的事情，生活成本增高，压力很大，然后通过加班熬夜辛苦挣钱满足自己对外的欲望，最后越活越累，但你如果收回来，一切静下来，生活会非常安逸、舒服，心无挂碍。

大家可以把《哪吒之魔童降世》这部电影看一下，很有启发性。当所有负能量扑面而来时，当得不到周围人的认可时，我们往往也会陷入自我否定，但当我们开始唤醒自己内在力量时，"我命由我不由天"。我们每个人都需要突破自我，别人否定你不算啥，要自己说了算。自己的命运自己主宰，我们每个人的内心世界由我们自己主宰，不要在乎外在任何人的目光和语言。跟自己的内在沟通，让自己成长起来，你的生命线、感情线、事业线掌握在自己手中，命运也握在自己手中，什么穷困、疾病、当下的困境都不是事，最后祝福大家，你们的命运你们自己说了算。

❓ 课堂讨论

师母问： 第一个问题是今天上午一个病人朋友向我提的，因为他状态不是很好，我劝说他很多，之后他说了一句话："你能不能做到你说的样子呢？"我当时这样跟他说："很抱歉，我做不到我说的这个样子。"因为我也告诉他一切都是自己的，我不应该被情绪所主宰，基本上是这样子，但是我很抱歉地说我做不到，因为如果我做到了可能我就不在这个维度在另外一个维度了，但是我很真切地告诉他一点，就是自从我开始做了后，以前一段情绪可能会裹挟我一个星期一个月甚至几个月，但是现在我能做到一段情绪只能裹挟我一天或者两天，很快就能走出来，因为我是人我会有情绪，这很正常啊。我是这样回答他的，所以现在我把这个问题交给你，请余老师回答一下，你所说的这一切你能做到多少？

余老师答：道家修行讲法财侣地，我们修行时首先要知道怎么修，如果不知道就会修偏，先知道方向再一步步走，如果你都不知道方向，盲目地干，可能出差错。我一天可能有半天时间做到，或者三分之一时间做到，但是做到时便感到极度愉悦，我才知道这样才是幸福，这样才是高兴。

我跟大家讲这个事情是向大家分享我偶尔所获得的感受，我讲的感受到光进入到体内、看到叶子发光这些，不是我骗大家，是确实能感受到。比如你去过武当山，看金顶很漂亮，你回来跟别人讲武当山很好，那问你是不是时时刻刻在武当山呢？你去过武当山，你去过那个地方，你知道怎么走，足矣。首先要知道怎么走，你吃一口甘蔗，知道是甜的，跟别人分享甘蔗是甜的，怎么吃，你不用天天吃甘蔗24小时吃甘蔗，但你可以分享这个过程。你知道怎么"向内求"，知道怎么和意识沟通时，你处处都跟自己的意识沟通，跟自己的念头沟通时，就会成为一个习惯，时刻提醒自己。

我分享的东西也是我自己悟到的，今天的课程，前两天我都不知道该怎么讲，"向内求"内容太多了，讲哪儿呢？"思想决定行为，行为决定习惯，习惯决定命运"这句话提醒了我。这句话是谁说的呢？郑黎说的，她当时说意识决定语言，语言决定行为，行为决定习惯，习惯决定命运。我觉得有时不说话时也有行为、习惯、命运，当她说这句话时我脑子一下明白了，知道这节课该讲啥了。

很多时候我们不关注自己的意识和念头，只是一味地倾诉或盲从，自己折磨自己。当你开始关注内在，跟自己沟通、跟自己和解时，你的内在就会开始觉得一年四季都是好时节。如果你能跟自己的念头沟通，那你已经成功一大半了，不要觉得这是小事。

第十九讲　最后的叮嘱

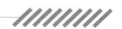

今天要讲的是个小总结，非常感谢幕后团队，他们很热心地把我讲课的录音整理成文字了，大家可以对着书看视频，这样对"向内求"的了解会更深入些。我们的初衷是希望大家通过"向内求"让自己过得舒服点、幸福点，不再迷茫。我们要落到实处去，不是光嘴上谈一谈，要真的让"向内求"成为这一辈子的行动指南，只有这样我们才能越来越自信，内在成长起来，越来越有力量。

今天分享的是"最后的叮嘱"，从最后的角度跟大家叮嘱一下，做一个小总结。

"向内求"是自我的内在完善，与外物无关

我们不是为别人"向内求"，不是为了你的朋友、家人"向内求"，不是为了你的父母"向内求"，我们"向内求"是自我内在的完善，跟外物没关系。不是"向内求"就漂亮了，回头率就高了；不是"向内求"社会地位就高了。很多人活在虚荣的世界里，烫个头发、化个妆，都只是想让别人觉得好看，这其实都是虚荣心作怪，活得比较假。

当虚荣心作怪时，我们的注意力、思想都放外面去了，我们是在看别人的眼光，听别人说的话，看别人的行动来评判别人对自己认不认可，这全是把心思放在外面，所以现在调过头转向内。当然你说我"向内求"可不可以烫头发呢？也可以烫头发，只让把心思的关注点放在内在而不是外面。放

下虚荣心、自卑与傲慢。有位名人说过一句话，"见识多的好处是不过分自卑，也不过分自傲"。很多时候我们处于两个极端，要么过分自卑，一蹶不振；要么过分自傲，目中无人。所以当你"向内求"，慢慢成长，端正三观，不过分自卑也不过分自傲，以非常平和的心态看外面的世界，而不是以别人的眼光或语言来左右你的行为，你的生活才过得越来越幸福。

当我们内在没有力量时，人就像墙头草一样，风吹两边倒。比方说你穿件衣服，张三说黄色不太好看要穿红色的衣服，结果你回去换个红色的衣服，过两天领导说你穿黄色的衣服好看，明天你又换黄色的衣服，当我们过度关注别人的眼光时就没有主心骨了，就不是君子了，君子是自己能当家作主，你自己都不能当家作主，所有东西被外界所左右时，你怎么可能成长起来，怎么"向内求"呢？所以坚定自己的信念，不过分自卑，不过分自傲，放下你的虚荣心，踏踏实实地，自己跟自己的内在和解，自己和自己沟通，成长起来，这是我给的第一个嘱咐。

《清静经》上说："内观其心，心无其心，外观其形，形无其形，远观其物，物无其物，三者既悟，唯见於空。"你总在关注外在的世界，你怎么可能成长起来呢？表扬你的不一定使你倒退，批评你的也不一定促进你成长，夸你的也不一定都是好事，说你坏话的也不一定都是坏事，这都不是确定因素，最终确定你能不能成长起来是你内在的自己而已，与外界无关。记住，"向内求"是自我内在的完善，与外在无关。这很重要，这是观念的问题。

"向内求"是自我的主动行动，不是被动与要挟

有人发评论说你应该"向内求"，这是别人在要挟你，"向内求"是需要主动的行动。我们不去要挟别人，也不接受别人的要挟，被迫地"向内求"，受要挟地"向内求"，这都不叫"向内求"，"向内求"应该是非常愉悦的，自己跟自己达成共识，自己跟自己化解，非常愉悦的状态，千万

要远离道德绑架。很多道德绑架叫你必须"向内求"，那不叫"向内求"，那叫憋着，时间长了会爆发的。两口子吵架，家庭矛盾，"向内求"，那就憋着呗，结果憋成肝癌、乳腺癌了。因此要身心灵三者合一，身体"向内求"，心"向内求"，灵也"向内求"，主动地积极地"向内求"，当身心灵由外到内非常透达时，你会发现人生过得很有意思。

一定要远离道德绑架，我以前还没听过"道德绑架"这个词，有一次中医界的大佬徐文兵到十堰来，我们一起吃饭，走时请他给我们民间中医讲话，我们在一个小房间里开了民间中医联谊会，徐文兵说他很累，但还是来了，他说他是被道德绑架过来的，其实他真的很累不想来。有时候，人在江湖身不由己，其实很多都是道德绑架，因为被"绑架"了，所以才身不由己，当你"向内求"，扪心自问这个事情需不需要做，该怎么做时，你身心灵和解，达成共识后，你非常愉悦地做时就不存在道德绑架。如果内在不愿意做，相互抵触时，就会产生冲突。以后我们不要道德绑架别人，也不要接受道德绑架。

大的就要让小的，这也是道德绑架，两个小孩儿一个大一个小，父母说大的就要让小的，大的说："可是他抢了我的小熊啊。"父母在教育小孩儿时如果道德绑架的话，小孩子心理会出问题的，要学会尊重他的人格，因为众生平等。

只有思想达到一定的高度才能达成共识，很多时候我们达不成共识，是因为没有达到一定的高度。比方说盲人摸象，摸到象腿的人说象是柱子的形状，摸到象耳朵的说象是扇子的形状，摸到象尾巴的说象是蛇的形状，他们能达成共识吗？每个人摸的都是真的，非常真切地感受到像条蛇，非常真切地感受到像根柱子，他们各执己见，永远达不成共识。

人生中的争执同样源于维度和高度的不一致。当我们在与他人的交流中出现分歧时，应该认识到这是由于我们尚未达到相同的思维高度，各自只能看到片面的东西。此时，我们应该转变思维，"向内求"，提升自己。争执并不是解决问题的有效途径,反而会阻碍我们进步。以中西医之争为例,真正优秀的中医和西医并不会互相排斥,只有那些尚未完全掌握医学知识的医生和病人,才会对另一种医学持有排斥态度。实际上,中医和西医都是为了人类的健康福祉而努力,他们应当是合作伙伴,互相补充。当一个人在中医领域学有所成时,会发现西医在某些方面的确有其独到之处;同样,当一个人在西医领域学有所成时,也会发现中医在很多方面具有其无可替代的价值。

当我们的思维意识得到提升后,我们就能达到更高的思维高度,从而避免无谓的争执。这个过程并非一蹴而就,而是需要我们不断地学习和思考,从多维度、多角度去审视问题。正如站在马路边上看到的是破铜烂铁和废纸废屑,而站在中国空间站上看到的是美丽的蓝色地球一样,视野的开阔和提升需要我们不断地追求和努力。因此,当我们遇到争执时,要学会从对方的角度去理解和思考,同时也要不断提升自己的思维高度和认知维度。只有当双方都达到相同的思维高度时,才能有共同的语言和判断标准,从而避免无谓的争执。

不要过度关注对错,而是要注重内在的提升。我们很多时候费尽心机想要证明自己的观点,在网络上参与口水战,或者在国际上引发纷争。但实际上,我们应该把精力放在自我内在的提升上。当我们的内在得到提升后,我们自然不需要去证明自己的正确性,因为我们已经具备了正确的认知和观念。

当我们觉得别人的观点错误的时候,我们应该学会接纳和允许。这是因为每个人所处的角度和高度不同,在他的视角下,他的观点就是正确的。以盲人摸象的例子来说明,因为我们知道象的真实样子,所以当盲人说象像一条蛇时,我们可以理解并接受他的观点,这是因为从他的维度和角度,他只能摸到象的一部分,并只能以此形成他的认知,我们应该接纳并尊重他的看法。

当我们与老年人相处时,他们可能无法接受新的知识或视野较为狭窄,思维可能较为僵化。在他们自己的认知范围内，他们可能会坚信自己所说的话是绝对正确的。如果你试图与他们争论，可能不会有任何结果，因为他们的认知范围相对有限。因此，如果你能够以更高的层次看待问题并理解他们的局限性，以一种轻松的态度看待他们的观点和认知，那么你就可以更好地与他们交流。如果你无法接受他们的观点，那么这可能意味着你的认知层次还不够高，因此你可能会与他们产生争执。

有一个老师教学生画画，桌上摆一个苹果，结果老师看那个小孩儿画的苹果像屁股，他就批评那个学生，说别人都画的苹果你怎么画的屁股呢？那个学生很委屈，"老师我看过去就是个屁股"，老师说不可能，老师蹲下来从那个学生的角度看，真的像屁股。很多时候我们说别人错，要想一想你是站在你的角度还是站在别人的角度，当你站在别人的角度看问题时也许会发现他说的就是对的，所以人世间没有对错，只是角度不同而已。当我们听别人说话时你要想，他是从哪个角度看问题的，大家没有对错，只是角度不同，当你这样理解时，你自然维度就高了，能包容一切，你知道自己确实高一个层面，因为所有角度自己都知道。

真正的允许和接纳，一定是你站在他的角度看问题，你才能心悦诚服地允许和接纳，如果你不从他的角度看问题的话，你所说的允许和接纳都是嘴上空说而已。一定要换位思考，只有这样你才是真正跟自己内心达成和解，不然的话你嘴上说我接纳你允许你犯错误，但你不从他的角度看问题，叫自欺欺人，自己忽悠自己，然后再忽悠他。因此，在处理问题时需要条理清晰，多角度思考。

用平和的心态面对阴阳

好的事情可能以坏的形式呈现，坏的事情也可能以好的形式呈现。比如马路边上捡到一万块钱，你觉得是好事，背后可能是陷阱在套你的，所以要用阴阳的思维看问题。太极讲阴中含阳，阳中含阴，阴中有一个阳，阳中有一个阴，只有这样才构成一个循环，以太极图的模式来指导你生活中所发生的任何事情，大的困难出现时你想：背后可能有一件好的事情等着你，好的事情出现时你想：后面可能还有什么东西需要完善，搞不好还是个陷阱。以这样心态处事时，慢慢心态就平和了，不以物喜不以己悲。

决定你健康长寿的核心因素，是内心的宁静与安详

我们"向内求"追求健康，追求财富，追求一切，其实健康的核心因素是追求内心的宁静与安详，不是内心的波澜起伏。

当你内心平静时，就如同一片净土。如果你无法使内心平静，即使你跑到终南山也无法得到宁静。净土并不在别处，就在你的心中，就在此时此刻，就在你的身体内部。这样，你将能够增加智慧，使自己活得更加舒适。许多病人在患病后到处找人医，医不好，脑袋静不下来，他们可能会找到山洞或大山，最后找到中医村或任之堂，发现还是静不下来。但是，如果他们能够慢慢地与大家一起工作和规律地生活，不再看手机，改变他们的生活习惯，他们就能够慢慢地静下来了。我们之前讲过"改命"，首先要改变习惯和思想意识，然后才能真正改变命运。因此，如果你想寻找净土，首先得让你的内心静下来，改变你的生活习惯和思想意识，然后你的命运就会随之改变。

美好的、真诚的祝福，是能量的加持

我们总喜欢背后说别人的坏话，好像损别人一下自己很高兴，错了，你损别人一千自己伤了八万。要学会祝福，美好的、真诚的祝福，是能量的加持，当你看到别人不舒服时，当你看到你的对手很惨时，你要默默祝福他，希望他早点好起来，希望他健康起来。要祝福你的对手，因为能够成为你的对手也是有缘分的，你生命中所有你认为不如意的、成为对手的、让你很难受的，其实都是跟你有很深的缘分，要学会祝福身边你所憎恨的人，但这有点难度。

　　美好的、真诚的祝福，是能量的加持，当你这么做时看似是在帮别人，其实是在帮你。因为一个好的能量付出去后，它会弹回来的。举个例子，你对着山谷唱歌，它的回音是歌声，你对着它骂，返回来的是骂声。能量是可以反射的，你释放的是好的能量，收获的就是好的能量，同样你收获好的能量是因为你释放的是好的能量，这是一个成功的法则。美好的祝福，是对别人能量的加持，能量反馈过来，就是对你的加持，所以你祝福别人就是祝福自己，你爱别人就是爱自己，你帮助别人就是帮助自己，用最通俗的话说就是"人人为我，我为人人"，就是这样的。

　　很多书上的故事都是好的能量循环一圈最后还转到自己这儿，能量是循环的，这个圈你看不见。你站在走廊上喊一声，如果你发出的声音是音乐，回来就是音乐，你发出的声音是骂人的话，返回来的就是骂人的话，这是最简单、最快的现世报方式。世间所有的循环都是一个圈，你想幸福就祝福别人，祝福所有人，然后所有人都祝福你了；你想让别人对你笑，你就要先对别人笑，你拉着脸别人不可能对你笑，你天天对别人笑，别人也对你笑，你会发现你周围的能量场越来越好，你自己内心开始和解，"向内求"，慢慢内心宁静，越来越健康，你发现所有东西都越来越好了。

　　宇宙的能量不会因为你的付出而减少，一切都是流动的，最终会形成一个圈。就如《心经》上所说：不垢不净，不增不减。构成世界的能量体不会增加也不会减少，不会因为你的付出而能量减少，你只是把能量从这儿搬到那儿来。比如花快干死了，我给它浇点水后它活得很好，对花而言它得到你的祝福和帮助长好了，对整个地球而言，并不会因为你浇了水地球上的水少了，地球上的水没有少，只是从这儿搬到那儿而已，能量就是这样的。当你用一种好的祝福把能量旋转时，你所到之处会受到能量的加持和恩惠，你所到之处全是生机勃发，全是一派好的景象。而你舍不得付出时，你所到之处雁过拔毛，最后全是萧条之象，你发现你能量也没增加，能量不会增加不会减少，能量体就是这样的。以这种心态看这个世界，格局大一点，你就会舒服点。真正"向内求"你会活得越来越自在，越来越舒适，周围的环境越来越好。

能量的源头是道——长养万物

当我们慢慢通过"向内求"可以理解能量运行的规律，放下对周围的所有羁绊和瓜葛，重新以另外的角度来审视这个世界，你会发现能量的源头是"道"，大道无形，生育天地，天地万物的长养也是道的源头，我们只是道的服务生，道是这么运行的，我们顺着做而已。大道一直在没有任何自我地释放，包容一切，长养万物，俗话说就是无私的爱，当你把道说成爱，说成物，其实"爱"字都显得肤浅了，爱是人类的情感，道没有情感，它是没有任何需求的付出，就像太阳光照耀你一样，它没有追求你任何回报，我们说这是爱，太阳光是在爱我们吗？它就是燃烧自我付出而已，就是这个过程。因为道是没法描述的，相对而言找一个比较容易理解的词汇，可以用爱来描述，这是人类可以理解的词汇。太阳光无私地照耀大地，让所有植物都勃勃生机，这种能量就像母爱父爱一样，但这种能量不带任何情感，是完全包容的没有任何分别心的关怀、照顾，这就是道。

如果我们以这种胸怀处事时，可以超越爱，这就是道长养一切的模式，我们以这种心态看待一切时还有啥可计较的呢？

《我允许》

现在跟大家分享下海灵格写的《我允许》，这段文字写得非常好，也算是这部分的小总结。

我允许任何事情的发生

我允许，事情是如此的开始

如此的发展，如此的结局

因为我知道，所有的事情，都是因缘和合而来

一切的发生，都是必然

若我觉得应该是另外一种可能

伤害的，只是自己

我唯一能做的

就是允许

我允许别人如他所是

我允许，他会有这样的所思所想

如此的评判我，如此的对待我

因为我知道

他本来就是这个样子

在他那里，他是对的

若我觉得他应该是另外一种样子

伤害的，只是自己

我唯一能做的

就是允许

我允许我有了这样的念头

我允许，每一个念头的出现

任它存在，任它消失

因为我知道

念头本身本无意义，与我无关

它该来会来，该走会走

若我觉得不应该出现这样的念头

伤害的，只是自己

我唯一能做的

就是允许

我允许我升起了这样的情绪

我允许，每一种情绪的发生

任其发展，任其穿过

因为我知道

情绪只是身体上的觉受

本无好坏

越是抗拒，越是强烈

若我觉得不应该出现这样的情绪

伤害的，只是自己

我唯一能做的

就是允许

我允许我就是这个样子

我允许，我就是这样的表现

我表现如何，就任我表现如何

因为我知道

外在是什么样子，只是自我的积淀而已

真正的我，智慧具足

若我觉得应该是另外一个样子

伤害的，只是自己

我唯一能做的

就是允许

我知道

我是为了生命当下的体验而来

在每一个当下时刻

我唯一要做的就是

全然地允许

　全然地经历

　全然地享受

　看，只要看

还有一段话写得也很好，大家可以搜索一下看看，下面是我用通俗的话讲了一下，不过作者讲得更好些。

任何被你完全接受的事情将会把你带进宁静状态。这就是臣服的奇迹。

宽恕是不去抗拒生命，容许生命经由你而活出自己。

当你的思维和情绪发生冲突的时候，请相信你的情绪。

下面《爱的祈祷文》写得很有力量，有人专门把它朗读下来然后配上音乐，听起来感觉很好。我们先把它读一遍，我希望大家读完后，内心充满力量充满爱，记住，充满爱不是目的，充满爱是为了让我们更加接受道，超越爱。

我不仅是肉体的存在，我是充满爱与智慧的灵性的存在。在我体内有无限的力量、无限的慈悲和无限的智慧。

我秉持真心，愿意谦卑地向万事万物学习。每个人都是我的老师，万事万物都是我的老师。我愿意更柔软、更宽容、更友善待人。我知道，生活中所有的困扰、障碍，都是我自己的想法所造成的。我愿意勇敢面对并妥善处理人际关系中的纠葛，不再逃避。

每当内心起伏的时候，我可以从中觉察到我的盲点和问题所在；每当我感觉内心不平静的时候，就是我向内看的机会。这一路上我根本不担心；因为我愿意改变，我内在的智慧会引导我如何反省，如何去爱与被爱。

我感觉很有力量，很有勇气。我不会迷失，从不孤单，因为爱与光明一直引导我走在正确的路上。

　　我相信，一切都是上天最好的安排。我们经受的所有苦难挫折，都有它特别的理由。

　　当别人指责我时，我会谦虚地反观自己。当我被人诬蔑、曲解、攻击、毁谤时，我不会怪罪别人。我愿意因为我受苦而能理解别人的苦，或降低别人的痛苦。不论发生什么事，都不会影响我内心的平静，也绝不影响我关爱他人的能力。

　　我就是爱；我爱得越多，我感受到的爱也越多。

　　我就是爱；我爱得越多，我感受到的爱也越多。

　　所以，每当别人对我不友善的时候，我不会直接去批判或指责。我知道当他们在攻击时，其实是在表达他们是需要帮助的，他们是在求救，他们正在呼唤爱。这个时候我愿意更加敞开，不再封闭我的心。当我的心越开放，我就越能理解：对方任何不理性的行为都是在呼唤爱。有理解就有爱，我愿意学习用爱来回应一切。

　　我与爱合而为一，慈悲与智慧充满着我。我明白：力量就在我的体内，根本不需要向外追求。我是被祝福的，我是被爱的。因为爱，天下没有永远的仇恨，没有解决不了的问题，没有化解不了的对立。我和一切人、事、物都保持着友好的关系。我与宇宙万物本来就是一体的，上天正透过我和万事万物不断地传达爱、显现爱。

　　我感受到内心的和谐与宁静。我爱每一个人，我看到每一个人善良美好的本质，我看到每个人的内在纯净的光明和神性的光辉。当我用心关爱，我看到有敌意的人对我变得友善。当我真心祝福，我看到满怀愤怒的人，内心的恐惧和焦虑得到释放，变得祥和宁静、柔软慈悲。

　　我越是深入地感受自己，就越能感受到别人的心。我越敞开自己，就越能帮助别人敞开。我看到，他们其实是慈悲的化身，他们在牺牲奉献，扮演这个不受欢迎的角色，来成就我生命中的功课，感谢他们！我在所有的关系中，保持良好的互动。我从每一个人身上学到爱。我重视每个人的存在。我以慈悲友善之心对待万事、万物。

我坚信我的爱将化解所有的攻击报复，我坚信我的爱终将淹没所有的愤怒、敌意，我坚信我内在的光明必能照亮一切的黑暗，化解所有的纷扰。我拒绝任何打击别人的念头、语言和行为。我永远行走在祥和、宁静的光明中，我永远行走在无限的喜悦、富足和平安中。

我的人际关系越来越和谐。我友善待人，一切以爱为出发点。我不再把恐惧、愤怒投射到别人身上。我能够理解、原谅并放下别人曾经对我的伤害。我看清楚我的现状是我过去的思维模式所造成的。我愿意承担，我愿意负责，我愿意改变！

我说的每一句话都发自真心与善意，我绝不说出恶意伤人的话。我不再陷入愤怒、悲伤与哀怨。我彻底地宽恕、彻底地感谢、彻底地放下。我的身心越来越平衡，越来越和谐而完整。

现在，我已经完完全全松开我的绳索，我也松开了加在别人身上的束缚。我的心灵得到完全的自由，我内在无限的爱与善良逐渐萌芽！我内在有一股全新的力量正蠢蠢欲动，即将生龙活虎地涌现！我的每一个想法、我所做的每一件事情、我心中的每一个计划，都有爱在指引，一切和谐圆满！

谢谢你！祝福你！我爱你们！

谢谢你！祝福你！我爱你们！

谢谢你！祝福你！我爱你们！

结语：放生不如放人，放人不如放己

最后谈一个小感悟，很多人参加任之堂组织的每个月最后一天放生活动，大家开着车不辞辛苦地愿意放生，看着动物被放到水里很高兴、很愉悦。现在我跟你们说，放生前你首先要把你自己放了，因为你跟你自己纠结，把自己关在了牢笼，你自己在自我纠缠、自我折磨，跟自己的情绪过不去，憋出毛病还在憋，所以你天天放泥鳅、放甲鱼，还不如先把自己放了，先放自己，然后再放人，再放生。让自己跟自己内心和解，"向内求"，祝大家越来越健康、快乐、幸福、长寿！

人生就是一念，过去心不可得，未来心不可得，现在心也不可得，你说"我很伤心""你把心拿给我看看，拿不出来"。这只是个念头而已，跟自己的念头纠结，何苦？所以要学会释放自己。

中国的传统文化是博大精深的，如果我们不"向内求"，内心不宁静的话，就无法充分吸收和利用古人留给我们的宝贵遗产。古书上讲的东西基本都是"向内求"，你看"修身、齐家、治国、平天下"，修身就是"向内求"。"向内求"三个字每个人都有每个人的理解，从医学角度也可以理解，从商业角度也可以理解，从修行角度也可以理解，从做人做事的角度也可以理解，它是一种方向性的指引，这不会错的。

第二十讲　人生就是一场"心灵奇旅"

观影《心灵奇旅》，是不是觉得自己突然得到了洗礼？其实我说啥都没意义了，因为电影大家都理解了。在结束之前我谈一下我的感受，主人公是从高维空间到地球来，而我们回家是从地球往高维空间走，是反的。这个反的也是个通行证，也需要火花，就像佛家说的开悟一样，成佛不是目标，成仙也不是目标，当我们人生有太多目标时，它不是火花。

这个主人公几千万年都没有找到火花，最后是怎么找到火花的？一根棒棒糖，一片落叶，一个汉堡包，一张披萨，所有的这些东西让他产生奇异的感受、体验，最终他找到了火花。

我们的眼耳鼻舌身意对应色声香味触法，所有的感知都是帮助我们唤醒自己的灵魂，与贫穷富贵没有关系，与地位没有关系。我们往往错误地认为自己没有开启智慧是因为穷，是因为没有地位，错了，智慧跟你的地位、贫富、人生目标没有关系。相反，你过度执着于实现你的目标时，你就会迷失，进入忘我之境，忘我之境也属于迷失的灵魂。如果我们要回家、要开悟、要寻找火花的话，还是好好地活在当下，借助我们的眼耳鼻舌身意，去感受身边的世界，它们时刻在唤醒我们。

电影中有一段话说得很有意思，年轻的鱼问年老的鱼说它想要找到大海，年老的鱼说其实它就活在大海中。人生也是的，我们到处寻找道，其实道就在我们身边，我们就活在道之中，我们想回家，其实家就在当下，只是你的心没开悟而已。

最后我想说，人活着不要目标性太强，太强也容易迷失；但如果你失去目标，过分自卑，被各种各样负面情绪压着时，你也会迷失。所以要用一颗非常细腻的心，去感知身边的一切。所以把自己当成小孩儿一样，你是从高维空间来的，充分体会这世界的一切，找到火花，找到回家的通行证。

开悟可能就是在一瞬间，可能一杯茶、一片落叶、一首音乐、别人对你激励的话……都有可能促进你开悟，就看你的心有没有感知这些。这部电影拍得很不错，回去好好悟一下。

人生就是一场"心灵奇旅"。